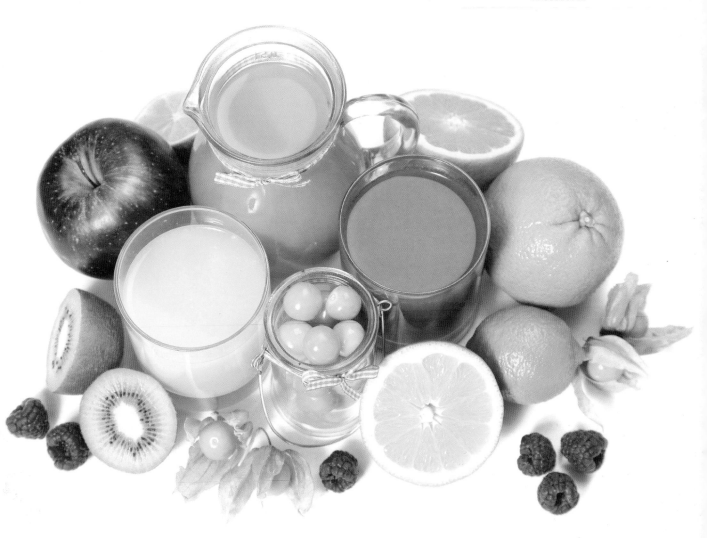

JUGOS

QUE CURAN

JUGOS
QUE CURAN

Quarzo

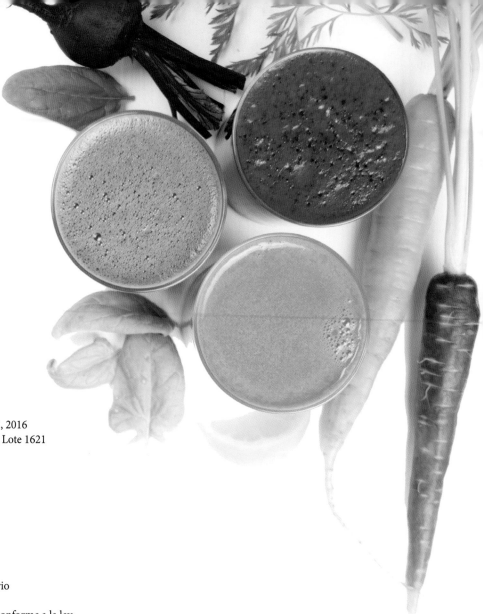

Jugos que curan
© Mariana Camerena, Sol Sigal, 2016

Quarzo

D. R. © Editorial Lectorum, S. A. de C. V., 2016
Batalla de Casa Blanca, Manzana 147 A, Lote 1621
Col. Leyes de Reforma, 3a. Sección
C. P. 09310, México D. F.
Tel. 5581 3202
www.lectorum.com.mx
ventas@lectorum.com.mx

Primera edición: Abril 2016
ISBN: 978-607-457-449-4

D. R. © Portada: Esperanza Piedra Tenorio

Impreso y encuadernado en México.
Printed and bound in Mexico.

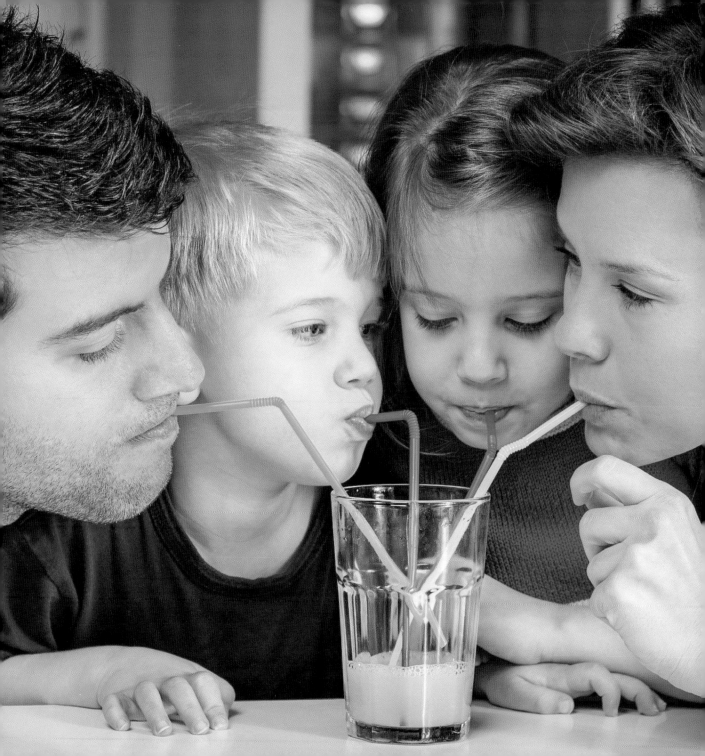

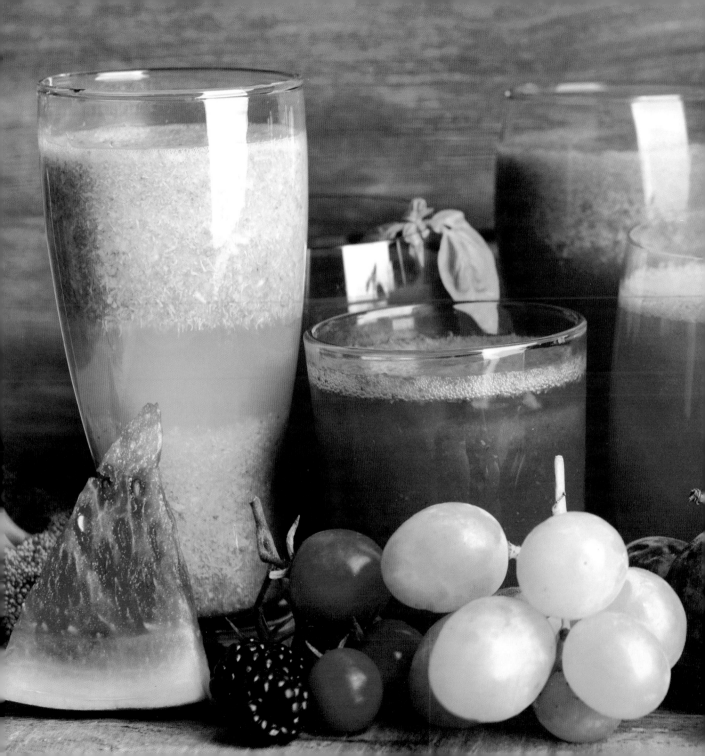

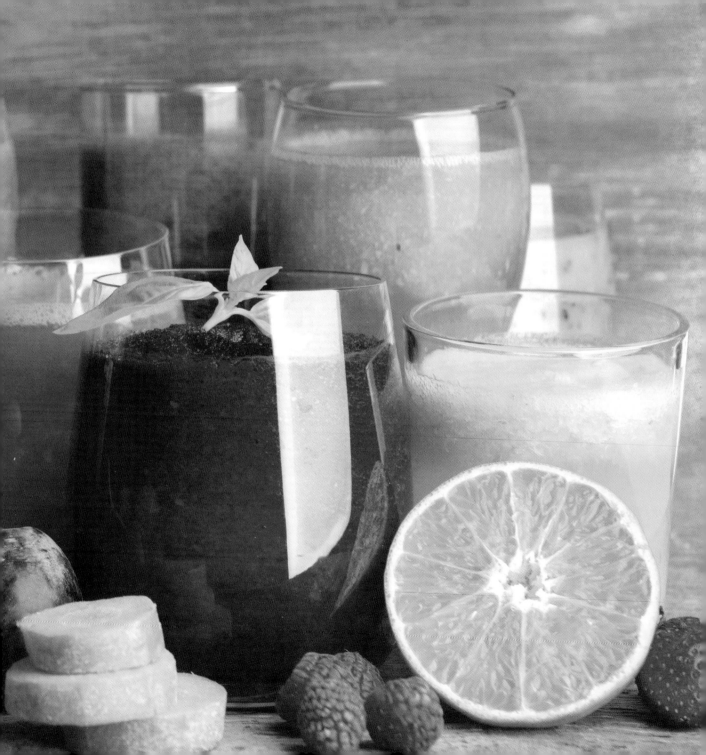

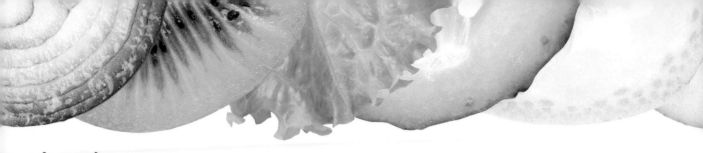

Introducción

Las verduras y las frutas son la fuente principal de vitaminas y minerales en la dieta. Son indispensables para regular distintas funciones vitales, fortalecen el sistema de defensa natural del cuerpo ante organismos infecciosos y otros invasores, previenen el envejecimiento celular, favorecen la digestión y reparación del organismo.

De acuerdo con los resultados de la Encuesta Nacional de Salud y Nutrición del Instituto Nacional de Salud Pública (INSP), durante los últimos 20 años, en México disminuyó 30% la ingesta de verduras y frutas, lo que conlleva a aumentar el riesgo de padecer sobrepeso, obesidad y otras enfermedades crónicas no transmisibles (ECNT) como diabetes, presión arterial elevada, dislipidemias (colesterol y/o triglicéridos elevados) y algunos tipos de cáncer.

La Organización Mundial de la Salud (OMS) recomienda como objetivo poblacional el consumo de un mínimo de 400 gramos diarios de verduras y frutas, esto equivale a 5 porciones por día (3 verduras, 2 frutas) con el fin de alcanzar la ingesta diaria sugerida de fibra que es de 20 a 30 gramos para prevenir sobrepeso, ECNT y evitar deficiencias nutrimentales, principalmente de vitaminas y minerales. Con relación a una encuesta de Consulta Mitofsky sobre hábitos alimentarios, tristemente los mexicanos no alcanzan el requerimiento diario sugerido por la OMS, ya que consumen verduras sólo 3.6 días a la semana.

Si bien es cierto que actualmente tanto Instituciones de gobierno como privadas, la academia y los medios de comunicación promueven un mayor consumo de verduras y frutas, el acelerado ritmo de vida aunado a la comodidad, la oferta excesiva de productos empaquetados, la publicidad engañosa y las malas costumbres, limitan a la población mexicana a mantener hábitos de vida saludable.

Una alternativa para aumentar el consumo de alimentos vegetales y así mejorar la salud de los mexicanos es la inclusión de jugos en la dieta diaria. Los jugos y néctares gozan de mala reputación dietética

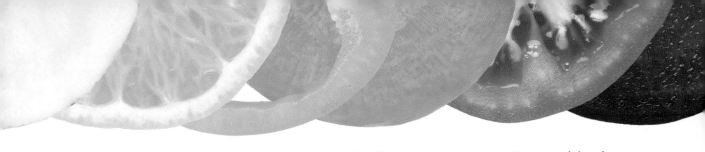

(por su alto contenido en azúcares y poco aporte de fibra) pero esta suposición no es del todo cierta ya que cuando se aprenden a preparar y se conocen las propiedades nutrimentales de los ingredientes, la composición del jugo cambia favorablemente.

Los jugos dentro de una dieta correcta y equilibrada pueden mejorar la salud de quien los consume, además psicológicamente resultan un buen motivador para comenzar un plan de alimentación saludable, favorecen la digestión, desinflaman, fortalecen el sistema inmunológico, aumentan la hidratación y sobretodo, son una buena inducción al consumo de verduras y frutas.

En la actualidad tenemos la fortuna de contar con diversas investigaciones de carácter científico que avalan tanto las propiedades nutrimentales como curativas en ciertos alimentos, hierbas y especias. Por ejemplo, se sabe que alimentos como el té verde desacelera el envejecimiento celular, mientras que el betabel aumenta la resistencia durante el ejercicio físico, el ajo actúa como antibiótico natural y el nopal mantiene estables los niveles de azúcar en sangre y mejora la digestión, en fin, conocer —aunque sea un poco— de la ciencia de los alimentos además de ser apasionante, contribuye a mejorar tu salud y la de los tuyos.

México está dentro de los primeros cinco países con mayor biodiversidad en el mundo y el 50% de las especies de plantas que se encuentran en nuestro territorio son endémicas, es decir que son exclusivas del país, así contamos con una extensa gama de opciones para la preparación de *Jugos que curan*.

La magia no existe, las preparaciones saludables sí. Las virtudes de los jugos se atribuyen 100% a la funcionalidad de los alimentos que lo componen y al modo de preparación.

El Bien Comer es un placer.
Fernanda Alvarado
@Ferrnanda

11

Equípate para tu barra de jugos

Prensa en frío

Más pequeñas pero más pesadas. Usan un molino helicoidal que va prensando la fruta para extraerle el jugo y que, hay que decirlo, conserva mejor las propiedades y sabores de los alimentos. Es en este equipo que los ingredientes de tu jugo estarán más integrados y tardará más en separarse la mezcla u oxidarse.

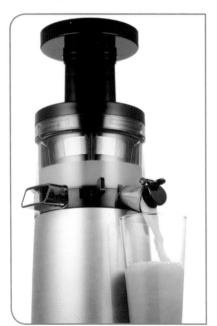

Son más lentas, justo para evitar generar calor. Conserva vitaminas y minerales además de enzimas de los alimentos, lo cual es fundamental para lograr los beneficios en salud. Sirven para cualquier fruta o vegetal, incluido el pasto de trigo o *wheat grass*, los germinados y las hojas verdes. También es útil para elaborar leches de almendra, nuez, coco, etcétera.

Extractor

Es la herramienta más común para quien desea prepararse un jugo. Lo extrae por centrifugado y la velocidad de rotación hace que las frutas y verduras choquen contra las paredes del filtro y este salga, eso sí, separado de la pulpa. Son aparatos económicos que te permiten hacer jugos de manera rápida y sin necesitar mucha preparación: lavas los ingredientes y los cortas en trozos. Es muy útil para el

jengibre ya que quita lo seco de la raíz pero extrae el jugo.

Su desventaja es que no extraen todo el jugo, la pulpa o fibra suele quedar húmeda lo que significa que necesitas más materia prima para obtener la misma cantidad de producto final. Algunos modelos son ruidosos y generan calor, lo que se traduce en jugos con menor calidad nutricional.

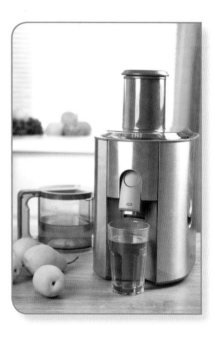

Licuadora

Esta sí es fundamental. El vaso puede ser de vidrio o de plástico pero las aspas deben ser de metal. Es importante que el vaso que uses para hacer tus licuados sea exclusivo, ya que si es de plástico y en él preparas alimentos con chile, cebolla o especias con sabor muy fuerte, puede ser que el sabor de tu jugo cambie. La ventaja (o para algunos la desventaja) de este aparato es que deja el alimento completo, con todos sus nutrientes, fibra y agua. De hecho, puedes colocar en el vaso piezas de mayor tamaño y así evitas picar y cortar.

En el mercado hay licuadoras con diferentes velocidades, la que compres dependerá de qué tanto quieres que se muelan los ingredientes de tu jugo. Sólo hay que recordar que lo más probable es que a mayor velocidad mayor calor y el calor es el que oxida las frutas y hace que se pierdan vitaminas.

Si compras un aparato con muchas velocidades, no hagas tus jugos en la más alta.

Exprimidor

Eléctrico o manual pero te va a ser muy útil para los cítricos. El manual sirve para limas y limones y el eléctrico para frutas grandes como mandarina, naranja o toronja. Permite extraer el jugo pero

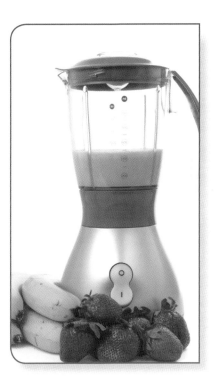

deja la mayor cantidad de fibra pegada a la cáscara de la fruta.

Rayador

Sirve para frutas con semilla como el jitomate o la guayaba. Igual para algunas verduras como la zanahoria si quieres agregarla a tus bebidas sin haberle quitado la fibra. No es esencial para elaborar jugos.

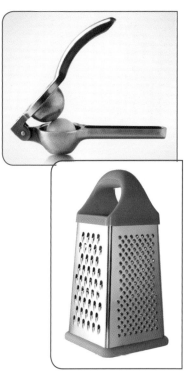

13

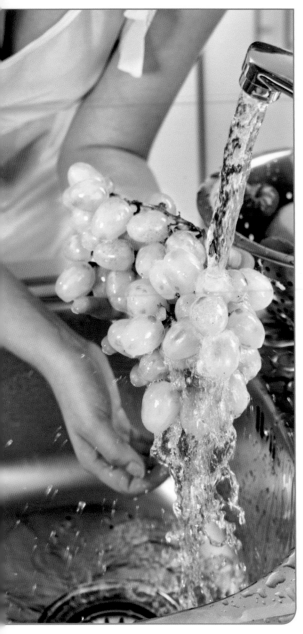

Consejos para elaborar los mejores jugos

Cuando compres frutas y verduras elige los que sean de temporada ya que tendrán mejor precio y aportarán los nutrientes que necesitas para cada época del año. En algunos casos las versiones orgánicas son buena opción para intentar disminuir el consumo de químicos y pesticidas. Si organizas tu menú semanal, compra las frutas y verduras con diferentes grados de maduración para que el día que las consumas estén en su punto. Las cosechas nacionales suelen ser de buena calidad, con menos químicos y más económicas.

Cuando los vayas a preparar, lava las verduras con un cepillito especial. No las guardes lavadas en el refrigerador porque es probable que se echen a perder antes.

Si la fruta o verdura brilla mucho o tiene textura suave es probable que esté encerada y lo mejor es pelarla, así eliminas también residuos de pesticidas. Sobre todo cuando no se use extractor. Para mejores resultados, hay que picar en trozos pequeños cada uno de los ingredientes.

Salvo las de la zanahoria, que pueden llegar a ser tóxicas, idealmente no hay que quitar las hojas de los tallos ya que tienen muchos minerales. De todo lo demás hay que quitar semillas y hueso.

En el caso de los cítricos se debe usar un exprimidor. Si no se cuenta con uno hay que quitar la piel pero dejar la "telita" blanca que envuelve y separa los gajos porque tiene un alto contenido de vitamina C. Debido a que muchas vitaminas y minerales son volátiles, lo mejor es consumir el jugo recién hecho. Conservarlo en hielo o en el *refri* no mantiene sus propiedades nutricionales.

Finalmente, **el orden de los ingredientes** es importante. Deja hasta el final los que tienen mayor contenido de agua para que los sólidos se licúen mejor y al final el agua arrastre lo que haya sobrado.

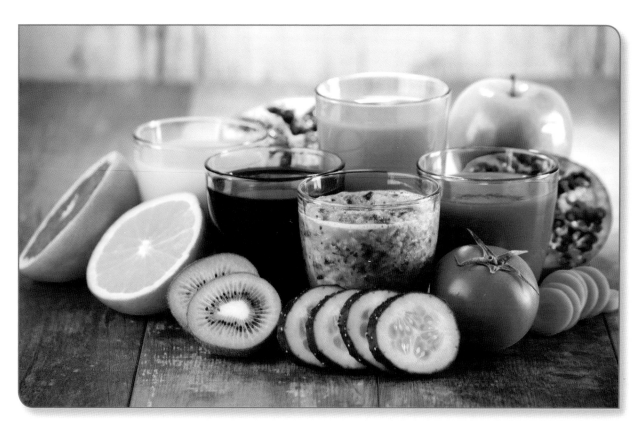

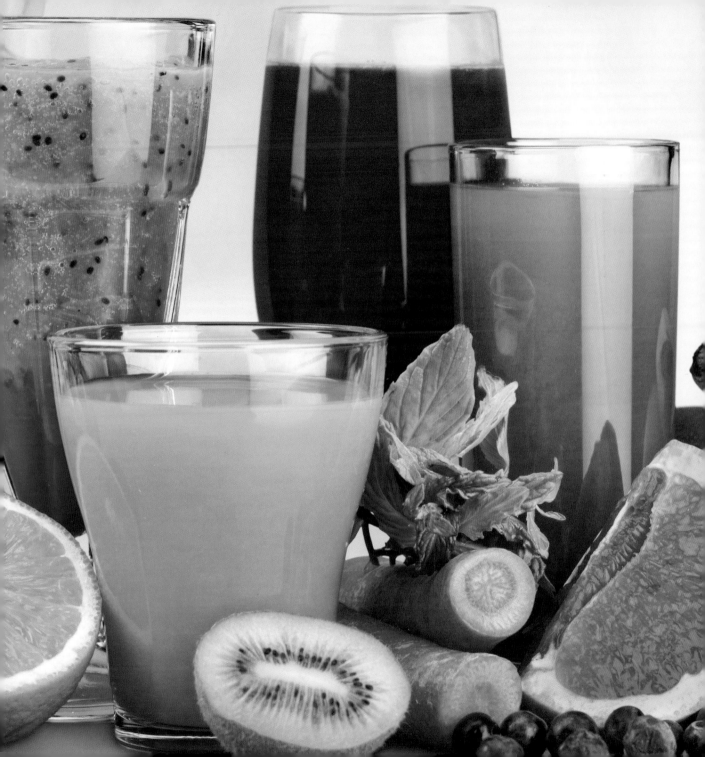

Capítulo 1
Tu día perfecto

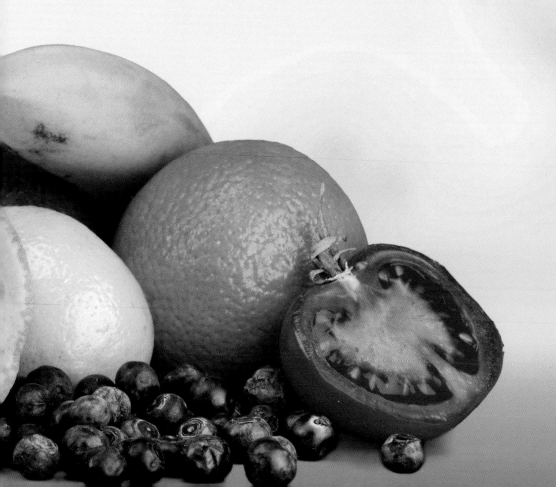

Al despertar, antes de revisar tu teléfono o correr a la cocina a hacerte un café, es importante que te oxigenes para que inicies el día de la mejor manera. Con los ojos cerrados y acostado boca arriba respira profundamente 5 veces, inhalando por la nariz y exhalando por la boca, estírate y sonríe. Después sigue estos pasos para tener **UN DÍA PERFECTO**.

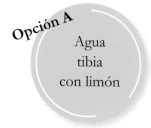

Opción A
Agua
tibia
con limón

Que lo primero que reciba tu cuerpo sea agua tibia con limón. Aunque el limón es un cítrico y tiene un sabor ácido, su efecto para nuestro cuerpo es 100% alcalinizante. Activa el sistema inmunológico, promueve la digestión y desinflama las células del cuerpo.

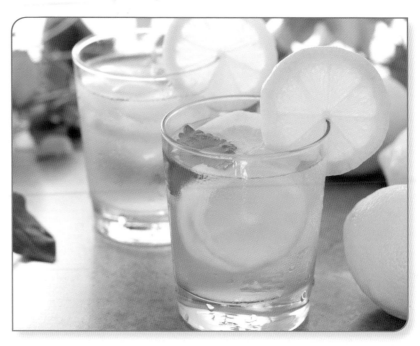

Preparación:
En 250 ml de agua (de preferencia tibia), exprime el jugo de medio limón y tómatelo.

Tip: *si sufres de estreñimiento, puedes agregar 1 cucharadita de aceite de oliva al agua con limón y tomarlo diario hasta que se regule tu digestión.*

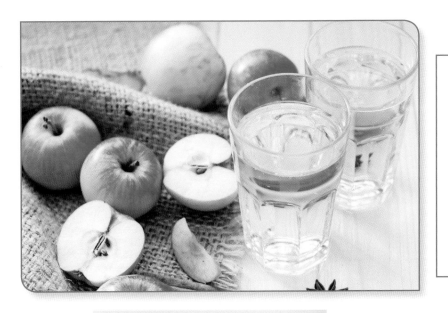

Preparación:
En 250 ml de agua natural, la cual debe ser al tiempo o fría (en este caso no debe calentarse para mantener intactas las enzimas del vinagre), diluye 15 ml (1 cucharada sopera) de vinagre de manzana.

Puedes alternar un día y un día con el agua con limón.

El vinagre de manzana debe ser sin destilar; existen marcas en el mercado que son orgánicas a un precio muy accesible. Para que identifiques más fácil el tipo de vinagre que te recomendamos, fíjate que su color sea un turbio, con un tono café cremoso.

Opción B
Agua con vinagre de manzana

Aporta mucho potasio, que ayuda a eliminar el exceso de líquidos. Su contenido de azufre actúa sobre el hígado ayudando a metabolizar mejor las grasas. Es un fermentado que aporta prebióticos y fortalece la flora intestinal, estimulando y mejorando la digestión. Lo debes beber sólo 2 a 3 veces por semana ya que el vinagre puede deteriorar el esmalte de los dientes, en caso de hipersensibilidad puedes usar un popote.

Si es la primera vez que tomas *shots*, deberás hacerlo durante 3 días seguidos y escuchar a tu cuerpo, es decir, si notas que tu digestión está más activa e incluso estás evacuando con molestias, suspéndelos entre 3 y 5 días y vuélvelo a tomar hasta que tu cuerpo los reciba sin problema. Después elige tu jugo y desayuna bien, recuerda que es el alimento más importante del día.

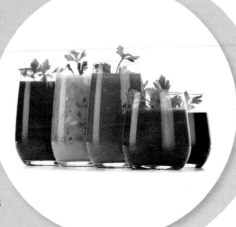

Shot AM

Si bien con el vaso de agua con limón o vinagre, el *shot* AM y el jugo ya quedaron cubiertos los requerimientos de vitaminas, minerales y fibra hay que procurar satisfacer el aporte de macronutrientes. Busca proteína magra, ya sea de origen animal o vegetal (huevo, pollo, pechuga de pavo, queso panela o cottage light, frijoles, hummus o tofu) y combínalo con algún cereal y grasa, por ejemplo: tortilla con aguacate o arroz con ajonjolí o pan integral con aceite de coco. A veces podrás integrar algún lácteo (yogurt o leche descremada) para completar el aporte de calcio y proteína.

Desayuno

Después del ayuno nocturno, tu cuerpo necesita reactivarse y para ello tiene que recibir alimento. Es importante que en este tiempo de comida cuides el aporte de cereales, proteína y grasa de origen vegetal.

Colación

Recuerda que para mantener tu metabolismo activo y tus niveles de glucosa estables, debes comer cada 3 o 4 horas. Después del desayuno, cómete una colación

La colación ideal debe aportar carbohidratos de bajo índice glicémico acompañados de grasas mono o poliinsaturadas o proteínas magras. Por ejemplo: manzana con almendras, tostadas de arroz con queso cottage o panela, apios con hummus, pepinos con jocoque o tostadas horneadas de maíz con aguacate. Recuerda respetar tus horarios de comida e incluir en cada una los tres macronutrimentos (carbohidratos, proteínas y grasas) respetando las porciones que tu cuerpo necesita y escuchando a tu cuerpo. En teoría debes hacer tres tiempos de comida más abundantes y dos o tres ligeros.

Shot PM

Los *shots* PM deberás tomarlos junto con la cena para que los absorbas mejor. Están diseñados para cubrir diferentes necesidades, desde promover un sueño reparador hasta darle un *boost* a tu sistema inmune, dependiendo lo que necesites. Elige uno y recuerda que ante cualquier reacción negativa que tenga tu cuerpo tras su consumo, deberás suspenderlos por 3 o 5 días y volver a tomarlo sin miedo hasta que tu cuerpo los reciba sin problemas.

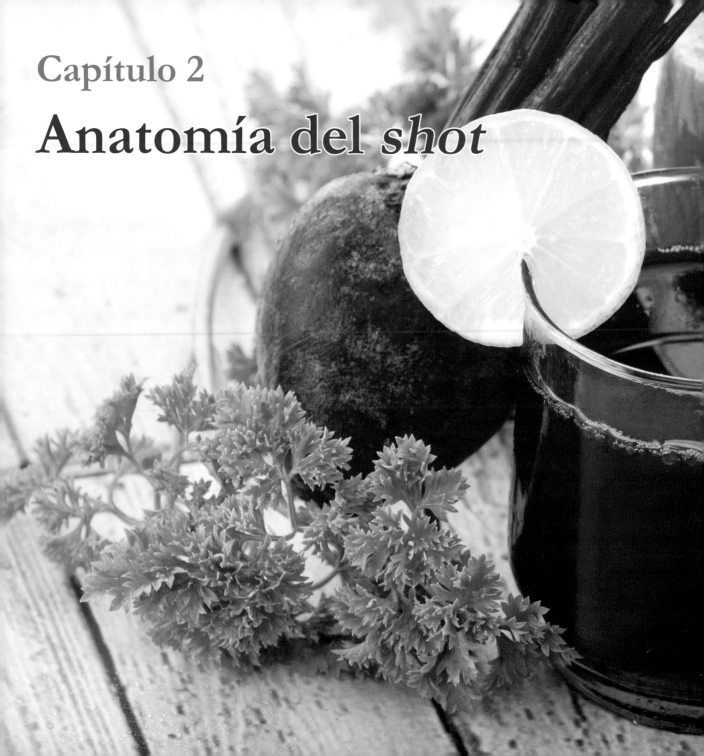

Capítulo 2

Anatomía del *shot*

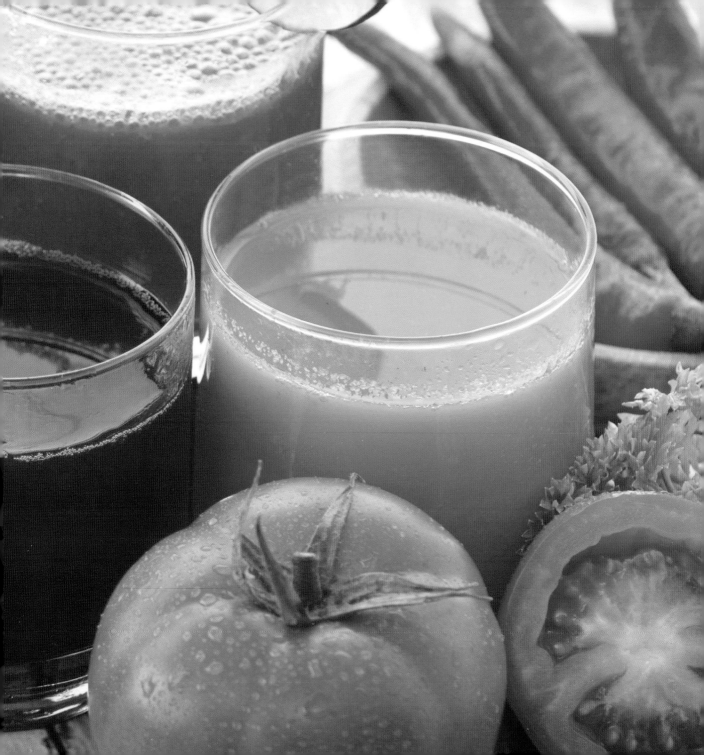

Wheat grass o pasto de trigo

Por su alto contenido de clorofila, vitamina A, C y E aumenta el número de glóbulos rojos, limpia y oxigena la sangre, alivia úlceras pépticas, colitis ulcerosa, estreñimiento, diarrea y molestias gastrointestinales. Ayuda a la desintoxicación del hígado y la sangre. Tiene cualidades antioxidantes y alcalinizantes.
Puedes preparar la cantidad de jugo de *wheat grass* que desees y conservarlo en el congelador dentro de una bandeja para hacer hielos, así podrás sacar cubos individuales para preparar tu *shot* cada mañana.

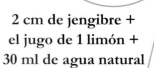

Preparación:
Pasa por el extractor el *wheat grass* junto con el ingrediente que hayas elegido.

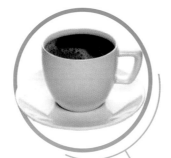

2 cm de jengibre + el jugo de 1 limón + 30 ml de agua natural

1 café express o café descafeinado
Estimula el sistema nervioso central, mejora la circulación, reduce dolores leves, mejora la migraña, mejora la digestión.

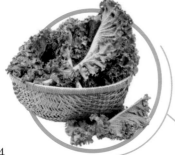

5 hojas de kale o berza
Contiene quercetina y kaempferol, potentes antioxidantes.

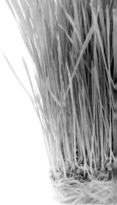

7-10 uvas rojas

Antioxidantes (flavonoides, taninos y polifenoles), ácido fólico y vitamina A, potasio. Laxante natural, diurético y desintoxicante.

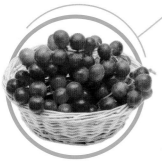

1 manojo de hojas de menta y hierbabuena

Contienen limoneno y pineno que mejoran problemas gastrointestinales.

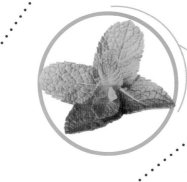

50 g de *wheat grass*
↓
30 ml de jugo

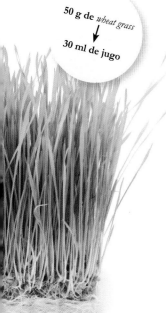

15 - 20 moras azules

Alto en antioxidantes, poder antibacteriano, mejora la memoria a corto plazo y la vista, reducen el colesterol malo.

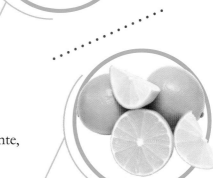

Jugo de 1 limón

Depurativo, alcalinizante, aporta vitamina C, antioxidante.

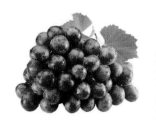
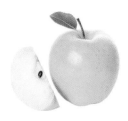
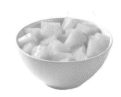
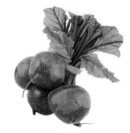

½ taza de uvas rojas
Disminuye la presión, el colesterol malo y mejora la circulación.

1 manzana chica
Mejora la circulación, antiinflamatorio, antioxidante, mejora la digestión, da energía.

½ taza de piña
Mejora la digestión, antiinflamatorio, previene úlceras gástricas y es diurético.

½ betabel
Precursor de óxido nítrico, ayuda a la oxigenación.

Jengibre

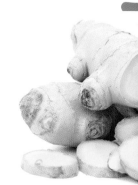

Es una raíz que se utiliza como especia y como remedio para diferentes afecciones. Se le han encontrado propiedades antiinflamatorias, antivomitivas, antioxidantes y antienvejecimiento. Disminuye dolores de cabeza y migrañas así como reumáticos y menstruales, eficaz contra gripe y resfriados, favorece la expectoración, mejora la circulación y facilita la digestión.

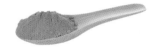

BOOSTERS

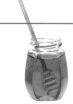

¼ cucharadita de cúrcuma

½ cucharadita de miel de abeja

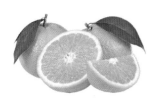

1 naranja
Refuerza el sistema inmune, mejora la calidad de la piel, es antigripal y antiinflamatorio.

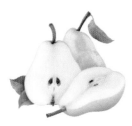

1 pera chica
Antiinflamatorio, alto en calcio, reduce el colesterol, disminuye la presión arterial.

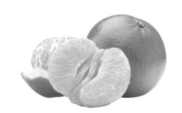

½ mandarina
Refuerza sistema inmune, antigripal, mejora la digestión y aporta ácido fólico.

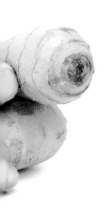

Preparación:
Lava y pela la raíz de jengibre y ponla en el extractor junto con el ingrediente y el *booster* que hayas elegido.

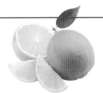

Jugo de ½ limón

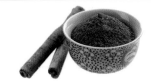

¼ cucharadita de canela

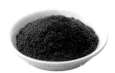

¼ cucharadita de pimienta de cayena

Shot

- 1 diente de ajo
- 2 limones
- 1 cucharada de miel
  (fortalece sistema
  inmune, antibiótico,
  antioxidante, antigripal)

Preparación:
Machaca el ajo y mézclalo
con el jugo de los limones
y la miel.

- ½ cucharadita de
  cúrcuma
- 2 dientes de ajo
- 1 manzana
  (antiinflamatorio,
  protege el sistema
  digestivo)

Preparación:
Pasa por el extractor los
ajos y la manzana y mezcla
con la cúrcuma.

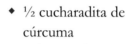

- Manojo de espinaca
- Jugo de ½ zanahoria
  (contiene fósforo, ideal
  para mentes cansadas)

Preparación:
Pasa los ingredientes por el
extractor.

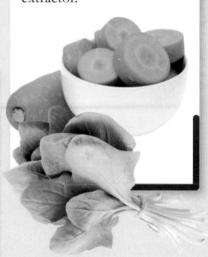

TIP: *Debes tomarlos junto con la cena para digerirlos mejor.*

- ½ lechuga romana
- 10 ramas de perejil
  (las lactonas de la
  lechuga son relajante
  natural y aportan
  magnesio)

Preparación:
Pasa los ingredientes por el
extractor.

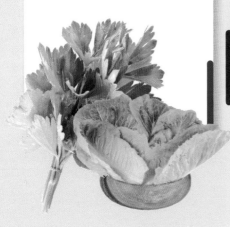

- 20 flores de manzanilla
  hervidas
- ¼ de lechuga romana
- Jugo de ½ limón

Preparación:
Pasa la lechuga y las flores
de manzanilla por el
extractor, combina con el
jugo de limón y ½ taza de
infusión.

Las flores (incluyendo las
de manzanilla) pierden sus
propiedades y amargan si
se exponen demasiado al
calor. Para evitarlo, pon
a hervir el agua y ya que
suelte el primer hervor las
agregas y apagas el fuego.
Espera 3 minutos y las
retiras para poder echarlas
al extractor. La infusión la
puedes beber también.

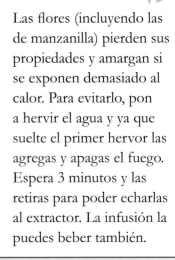

Lechadas (licuadora)

- ½ taza de leche de almendra
- ½ cucharadita de cúrcuma
- 1 cucharada de miel de abeja
- Canela para espolvorear (estimula la producción de serotonina)

- 100 ml de leche descremada o leche de almendra sin azúcar
- 10 almendras o 6 nueces
- 1 cucharadita de miel de abeja.
  (esta lechada es rica en magnesio, ayuda a que duermas mejor y a que tu sueño sea reparador)

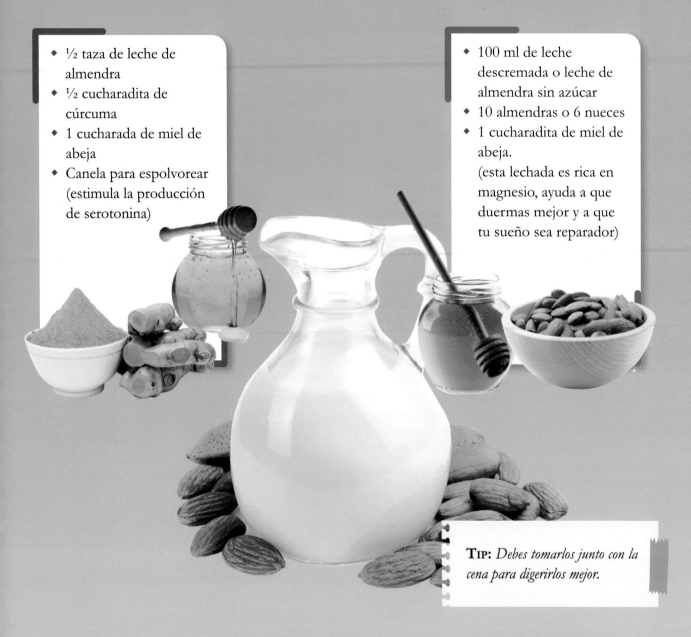

TIP: *Debes tomarlos junto con la cena para digerirlos mejor.*

- 10 frambuesas
- 1 manzana
- ½ plátano
- 100 ml de leche de almendra sin azúcar o descremada.
  (además de ayudarte a dormir bien, esta lechada es rica en antioxidantes para que tus células se regeneren y se desinflamen durante la noche)

- 120 ml de leche descremada
- ½ plátano
  (el plátano es rico en triptófano, sustancia precursora de serotonina, la cual ayuda a dormir mejor)

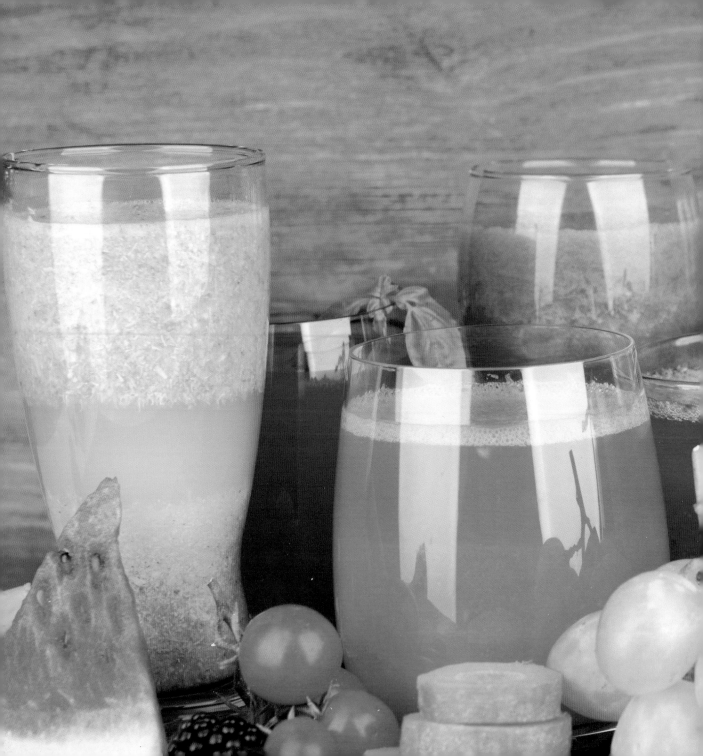

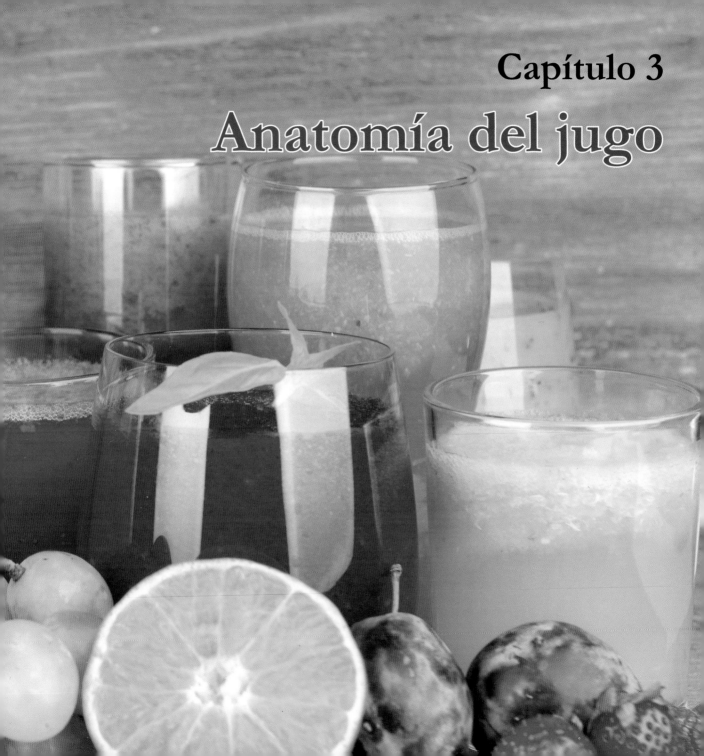

Capítulo 3

Anatomía del jugo

1 Elige la base

Agua

Somos 70% agua. Es el principal lubricante para la digestión, asimilación de nutrientes y elimnación de toxinas, articulaciones, ojos, etcétera. Además, para cocinar aporta una gran cantidad de beneficios, ya que permite que se licúen los ingredientes, no modifica los sabores, permite su conservación en frío y no es cara.

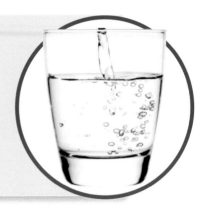

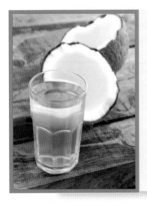

Agua de coco

Rica en vitaminas (especialmente vitaminas del complejo B) y minerales (zinc, selenio, yodo y manganeso). Es fuente de electrolitos, especialmente potasio y magnesio. Baja en calorías y casi libre de grasa. Tiene efecto alcalino en el cuerpo.

Las vitaminas son necesarias para el funcionamiento adecuado de las reacciones enzimáticas de sus células.

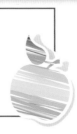

Té verde o negro

Contienen antioxidantes polifenoles que son reconocidos por sus propiedades para prevenir muchas enfermedades. Su alto contenido de catequinas e isoflavonas lo convierten en un perfecto aliado para luchar contra el envejecimiento, mejorar la circulación y evita el endurecimiento de las paredes arteriales. Su contenido en teína, un derivado de la cafeína, le da propiedades energizantes que ayuda a acelerar el metabolismo.

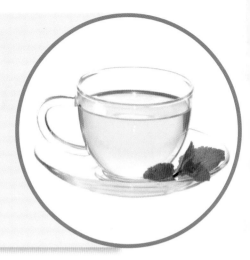

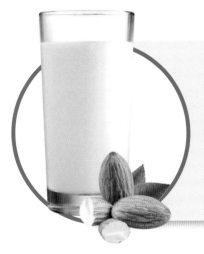

No contiene lactosa ni colesterol malo (LDL) pero sí colesterol bueno (HDL), además tiene la misma consistencia que la leche de vaca, lo cual permite licuar los ingredientes. Aporta fibra, vitaminas A, D y E, omega 6, zinc, calcio, hierro, magnesio y potasio. Tiene sólo 70 calorías por vaso (240ml), claro, en su versión natural sin endulzar.

Leche de almendra

Kale o col rizada

Es rica en vitaminas A, C, K, calcio, potasio y betacaroteno. Aporta una buena cantidad de fibra y hierro. En 100 g tienen 50 kcal, 3.3 g de proteína y 10 g de carbohidratos (de los cuales 2 son fibra). También aporta antioxidantes

Espinaca o berro

Alta en niacina y zinc, proteína, fibra, vitamina A, C, E y K, tiamina, vitamina B6, folato, calcio, hierro, magnesio, fósforo, potasio, cobre y manganeso. Es abundante en flavonoides (antioxidantes que evitan que el colesterol se oxide y protegen al cuerpo de los radicales libres, sobre todo en el colon). El folato es bueno para el sistema cardiovascular. El magnesio ayuda a bajar la presión. Hay estudios que hablan de que ayuda a mantener vigorosa la función cerebral, la memoria y la claridad mental.
* La puedes sustituir por berro.

Lechuga

Aporta gran cantidad de vitaminas (A, B, C, K y ácido fólico), minerales (selenio, potasio, hierro, sodio, azufre, aluminio, cobre, etcétera). 90% de la lechuga es agua y aporta buena cantidad de fibra.

Apio

Primo del perejil y el hinojo. 95% es agua, de hecho aporta sólo 16 kcal en 100 g. Tiene propiedades diuréticas por su contenido de limoneno, selineno (aceites esenciales en la raíz) y asparagina. En las hojas hay estos mismos componentes pero más concentrados por lo que se podría hacer una infusión con ellas o con las semillas. Su sabor es tan fuerte que para un jugo debe combinarse y sólo ¼ parte debe ser de apio. Tiene algunas propiedades antibacterianas, lo que sirve para el riñón. Ayuda también a eliminar ácido úrico, cálculos renales y puede ser apoyo en enfermedades de vesícula, reumáticas, diabetes y de hígado. Las hojas de apio se usan para tratar asma por su contenido en apigenina, flavonoide con efecto vasodilatador que ayuda a oxigenar las células. También sirven para EPOC (enfermedad pulmonar destructiva crónica). Favorece la circulación, reduce el colesterol, aporta fibra y vitaminas del complejo B.

Pepino

Es 90% agua. Con acción diurética en las semillas y útil en dolores de cabeza. Contiene vitamina K (antiinflamatoria y coagulante) y vitamina C que sirve para prevenir infecciones. Con ácido pantoténico (B5) que produce energía, manganeso (constructor de hueso), potasio y magnesio. Contiene lignanos, asociados a la disminución de riesgo de varios cánceres (seno, útero, ovario y próstata); también cucurbitacinas que inhiben células de cáncer.

Nopal

Bajo en carbohidratos y calorías pero súmamente alto en fibra (2 g por taza). Tiene una relación 30:70 de fibra soluble-insoluble. La insoluble alivia el estreñimiento y previene cáncer de colon. La soluble ayuda a retardar la digestión por lo tanto controla el paso del azúcar a la sangre y disminuye la absorción del colesterol. Aporta calcio, magnesio, sodio, potasio, hierro, vitaminas A y C. Ayuda también a desórdenes gastrointestinales ya que los mucílagos controlan el exceso de ácido en el estómago y protegen la mucosa.

3 Una verdura de color

Zanahoria

Rica en carotenos, compuestos que el hígado transforma en vitamina A, entre estos destaca el betacaroteno, el cual es un excelente antioxidante que neutraliza los radicales libres. Es depurativa, antianémica, ayuda a expulsar parásitos intestinales, alcalinizante, laxante suave y protectora anticancerígena. Ayuda a combatir los males hepáticos y biliares. Contiene un grupo de principios activos conocidos como carotenoides (alfa caroteno, luteína, licopeno, cantaxantina y criptoxantina), todos ellos poderosos antioxidantes.

Betabel

Rico en flavonoides, principalmente betanina, pigmento que le da su característico color rojo, estos son antioxidantes y antiinflamatorios. También es rico en hierro, mineral esencial en la producción de hemoglobina y en ácido fólico que promueve la formación de glóbulos rojos. Su contenido de selenio es alto, una taza aporta la cantidad que debemos consumir diariamente.

Es buena fuente de vitamina A, C, B9, magnesio y potasio. Es rico en oxalatos, que pueden formar cristales de calcio y acumularse en los riñones formando piedras.

Jitomate

Aporta licopeno, un potente antioxidante que puede ayudar a reducir el riesgo de algunos tipos de cáncer y de enfermedades cardiovasculares.

Es rico en vitamina C, potasio y fósforo que lo convierten en excelente diurético. Asimismo contiene sodio, calcio, hierro, cobre, magnesio, manganeso y zinc.

Camote

Es una magnífica fuente de carbohidratos complejos, los cuales dan saciedad gracias a su aporte de fibra dietética. Aporta vitamina C, A, potasio y hierro. Gracias a su alto contenido de betacaroteno, es un gran alimento antioxidante que ayuda a disminuir el riesgo a desarrollar cáncer de estómago y enfermedades hepáticas.

4 Agrega una fruta

Toronja

Contiene un principio activo conocido como maringina, que facilita la digestión. Es diurética y desinflamatoria, baja en calorías y muy rica en vitamina C y B6. Su consumo habitual ayuda a frenar e incluso revertir el proceso arteriosclerótico, gracias a su aporte de pectina, un tipo de fibra que ayuda a disolver parcialmente la placa ya formada. (Puedes sustituirla por naranja.)

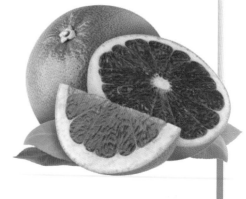

Piña

Digestiva, laxante suave y desinflamatoria. Su jugo tiene propiedades antisépticas. Contiene una enzima llamada bromelina cuya ingestión es de gran ayuda cuando hay procesos inflamatorios. Ayuda a digerir mejor las proteínas y es un agente antibacteriano y antiviral.

Manzana

Buena fuente de fibra dietética, principalmente pectina, una variedad de fibra soluble que es cardioprotectora. Es antiasmática, antianémica y antidiarreica. Ayuda a relajar el sistema nervioso y es baja en calorías, solo 58 kcal en 100 g. Ayuda a regular la glucosa sanguínea ya que tiene un índice glucémico muy bajo y da saciedad durante más tiempo.

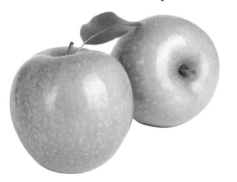

Frutos rojos (fresas, frambuesas, zarzamoras, cerezas, arándanos, moras azules)

Todas estas frutas son consideradas las reinas de los antioxidantes, además son frutas con un muy bajo aporte de calorías e índice glucémico muy bajo, lo que las convierte en aliadas perfectas para preparar jugos. Además, son muy buena fuente de fibra dietética, minerales y vitaminas del complejo B. Ricas en vitamina C y potasio.

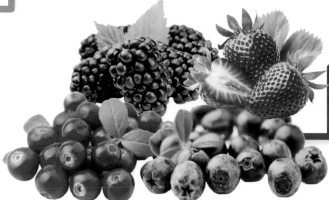

5 Complementa con un booster

Jengibre

Vasodilatador y anticoagulante natural que reduce el riesgo de enfermedad cardiovascular. Contiene omega-3 que ayuda a disminuir los niveles de colesterol. Alivia dolores articulares, artríticos y reumáticos ya que es antiinflamatorio y analgésico. Es antibacteriano y reduce problemas digestivos y minimiza el riesgo de úlceras y gastritis. Es antivomitivo natural por lo que ayuda a las náuseas. Puede disminuir jaquecas y migrañas y aliviar molestias asociadas al SFC (sindrome de fatiga crónica). Mejora el aliento y ayuda a disminuir el dolor de muela.

Limón

Rico en vitamina C o ácido ascórbico (casi 5% de su contenido). Potente antioxidante (flavonoides rutina, hesperidina, naringenina y luteína, betacarotenos, ácidos cafeico, ferúlico y gamma terpineno) que lo convierte en la fruta antiedad. Además, la vitamina C es precursor de colágeno, proteína que constituye piel, uñas y cabello.
Ayuda al sistema cardiovascular, a la vista y mejora la digestión. Contiene potasio y calcio que al neutralizar el sodio, tiene propiedades diuréticas. Además, la vitamina C favorece la absorción del hierro, por lo tanto, disminuye el riesgo de anemia.

Perejil

Al consumirse crudo aporta vitaminas del complejo B, ácido fólico. También vitamina A, C, D y K. Entre los minerales que aporta encontramos potasio, calcio, zinc, fósforo, hierro y magnesio. Es considerado como una planta digestiva por su contenido de fibra. Refuerza el sistema inmunológico debido a la gran cantidad de vitamina C. Sus propiedades diuréticas ayudan a depurar los riñones y en casos de hipertensión puede ayudar a regularla. No se recomienda en caso de piedras (renales o biliares) ya que contiene mucho ácido oxálico, componente implicado en su formación; tampoco en insuficiencia renal.

Chía o linaza

La chía es una semilla energizante. 28 g contienen 137 calorías, 9 g de grasa y 4 g de proteína. También es fuente de calcio, fósforo y manganeso. Las semillas de linaza son conocidas por su alto contenido de grasas omega 3, un ácido graso saludable para el corazón. Contiene 150 calorías en 28 g. Contienen 12 g de grasa, 8 g de carbohidratos y 5 g de proteína. Tiene menos calcio y fósforo que la chía pero, en su defensa, contiene hierro, tiamina, magnesio y manganeso y cobre.

Canela

Gracias a los aceites esenciales que contiene, tiene propiedades digestivas al estimular la salivación y la producción de jugos gástricos. Disminuye la producción de gases, la acidez y es antivomitivo natural, antibacteriano, expectorante y antiinflamatoria cualidades que sirven en enfermedades respiratorias. Tiene también propiedades antigangrenantes, antiescleróticas y antitrombóticas, las que favorecen la circulación de la sangre. Ayuda a controlar los niveles de insulina lo que se traduce en niveles de glucosa más estables y como consecuencia menor almacén de grasa y menos apetito. Disminuye el colesterol LDL.
(Puedes cambiarla por pimienta de cayena.)

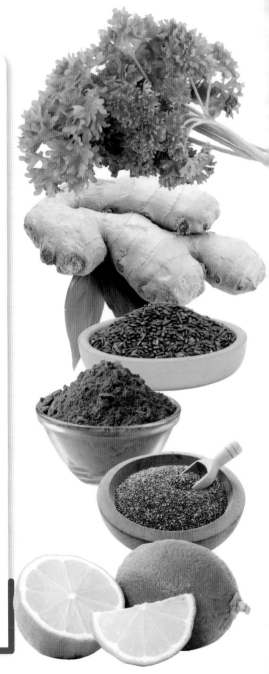

6 Y con un suplemento

Espirulina

Alga azul verdosa que posee un alto contenido de proteínas ricas en triptófano, vitamina A, B2, B6, B12, D y K y biotina, inositol, ácido pantoténico, ácido ascórbico y nicotínico, calcio, fósforo, hierro, sodio, magnesio, manganeso, potasio, selenio, cromo y zinc. Es una gran aliada en procesos de desintoxicación y alcalinización del cuerpo. Efectiva para controlar el aumento de triglicéridos en la sangre, producido después de comer y cuya condición proinflamatoria se asocia al desarrollo de aterosclerosis. Es un recurso efectivo para la prevención y tratamiento de hígado graso. Mientras que la espirulina es muy similar a la chlorella, la primera tiene más proteinas y acidos grasos esenciales, pero si no la consigues puedes utilizar la otra en su lugar.

Proteína en polvo (animal o vegetal)

Es un complemento que ayuda a mantener el tono muscular, activando el metabolismo. Al agregarlo en jugos o licuados garantiza un estado de saciedad por mayor tiempo, ayudando a controlar la ingesta excesiva de calorías cuando estamos bajo un régimen alimenticio hipocalórico. Añadido en los jugos disminuye su índice glucémico, esto es algo que deben tener presente las personas que viven con diabetes. En deportistas es muy importante incluir este polvo como parte de la dieta pre y post entrenamiento ya que ayuda a proteger, recuperar y regenerar la masa muscular.

Polen de abeja

Contiene valiosas enzimas que forman las proteínas, el material básico de todas las células, que regulan y activan los procesos vitales de nuestro cuerpo. Es rica en vitaminas y minerales que hacen de él un complemento ideal para reforzar el sistema inmune. Además equilibra el pH de la sangre y aumenta la hemoglobina, lo que lo convierte en un buen regenerador sanguíneo.

- *Puedes agregar hielo.*
- *No debes endulzarlos.*
- *Algunos jugos es mejor dejarlos sin colar, otros es mejor colarlos, ya que el mismo contenido de fibra puede inhibir la absorción de ciertas vitaminas y minerales.*

Cúrcuma

El principal pigmento de la cúrcuma es un compuesto fenólico llamado curcumina, que es un excelente antioxidante, hepatoprotector, antitumoral, antiinflamatorio, hipolipemiante y cardioprotector. Gracias a sus propiedades terapéuticas y antioxidantes, se recomienda su consumo en personas con osteoartritis. Tiene capacidad para inhibir la activación de genes que promueven la proliferación y mutación de células cancerosas y tumores.

Con efectos cardiotónicos y cardioprotectores, ayuda a tratar y prevenir el síndrome metabólico (padecimiento que genera hipertensión arterial, niveles altos de triglicéridos y glucosa en la sangre, bajos niveles de HDL o "colesterol bueno" y exceso de grasa abdominal). Es fuente importante de triptófano, aminoácido esencial precursor de serotonina y melatonina, hormonas que regulan el ciclo diario de sueño-vigilia. Su consumo tiene efectos positivos en atletas para mejorar los procesos de recuperacion muscular derivados del ejercicio, así como incrementar resistencia y retardar la fatiga. La cafeína y la teobromina estimulan las funciones psíquicas que resultan en un mayor estado de alerta, mejor asociacion de ideas, concentración y resistencia al cansancio, así como generar una sensacion de bienestar.

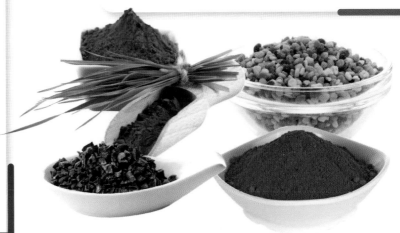

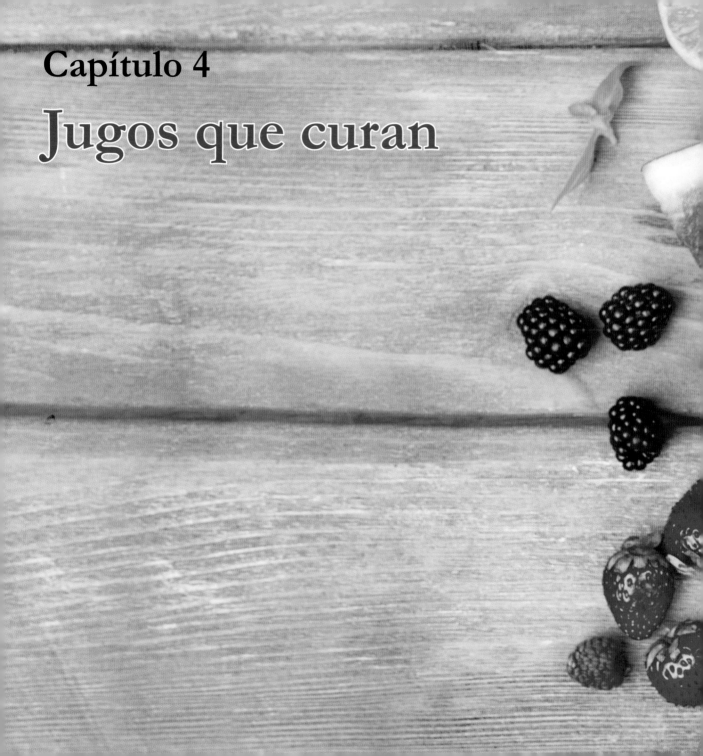

Capítulo 4
Jugos que curan

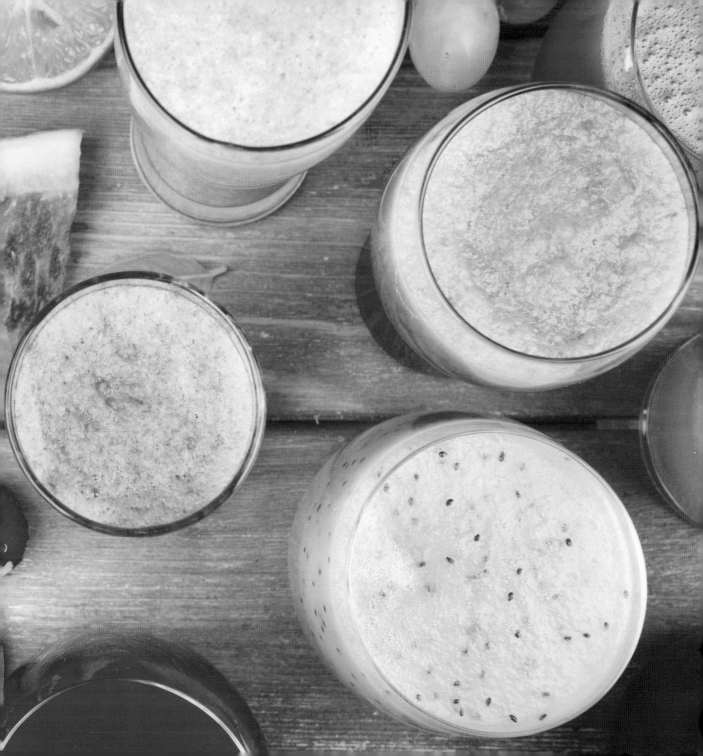

Colesterol y salud cardiovascular

El colesterol es una sustancia grasa que existe en todas las partes del cuerpo. El cuerpo lo necesita para funcionar, por eso la mayor parte la produce el hígado pero puede obtenerse también de los alimentos.

Los niveles altos de colesterol en sangre son factor de riesgo de ataques al corazón y accidentes cerebrovasculares. Las partículas pequeñas de grasa se combinan con otras sustancias que puede adherirse a las paredes de las arterias y formar una "placa", lo que estrecha la luz de las arterias y obstruye el flujo de sangre incluso hasta taparlas por completo.

Con la edad los niveles de colesterol tienden a aumentar pero sin generar síntomas. Ese es el riego. La mejor manera de detectarlo es hacerse un análisis de sangre. Antecedentes familiares de hipercolesterolemia, obesidad, malos hábitos alimenticios, tabaquismo, sedentarismo o consumo excesivo de alcohol pueden elevar los niveles de colesterol. La Organización Mundial de la Salud establece los siguientes valores:

Colesterol total
Normal: menor a 200 mg/dl
Normal-alto: 200-240 mg/dl.
Arriba de 200 mg/dl ya se considera hipercolesterolemia.
Alto: por encima de 240 mg/dl.

Colesterol LDL (malo)
Recomendable: menor a 70 mg/dl.
Normal: menor a 100 mg/dl.
Normal-alto: 100-160 mg/dl.
Arriba de 200 mg/dl ya se considera hipercolesterolemia.
Alto: por encima de 160 mg/dl.

Colesterol HDL (bueno)
Normal: superior a 35 mg/dl en hombre y 40 mg/dl en mujer.
Para niños y adolescentes las cifras correctas de colesterol total, básicamente son:
Normal: menor a 170 mg/dl
Normal-alto: 170-199 mg/dl.
Pero arriba de 200 mg/dl ya se considera hipercolesterolemia.
Alto: por encima de 200 mg/dl.
Para mujeres durante el embarazo y en la menopausia los niveles de lípidos en sangre pueden cambiar, no hay que asustarse pero sí monitorearlo. Una dieta rica en fibra, antioxidantes y baja en grasa saturada ayudará.

Ingredientes estrella:
Nopal, jitomate, pepino, alcachofa, toronja, kiwi, germen de trigo, avena, té verde, cacao, cúrcuma, aceite de oliva.

Nopal

Aporta fibra dietética (soluble e insoluble): 2 g por taza. Esto, más su aporte de aminoácidos y niacina, evita que el exceso de azúcar en la sangre se convierta en grasa. Además ayuda a metabolizar la grasa y los ácidos grasos reduciendo así el colesterol. Contiene vitamina A y C que evita el daño en las paredes de los vasos sanguíneos y la formación de placa, previniendo el desarrollo de aterosclerosis.

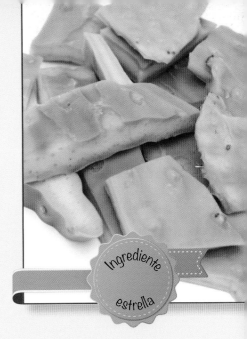

Ingrediente estrella

Ingredientes

- 2 nopales chicos
- 2 jitomates saladet
- 1 tallo de apio
- Jugo de ½ naranja

- Jugo de 1 limón
- 1 cucharadita de aceite de oliva
- ¼ de chayote

Preparación

Lava y desinfecta todos los ingredientes. Muele en la licuadora los nopales, los jitomates y el apio y agrega el jugo de la media naranja, del limón, la cucharadita de aceite de oliva, una pizca de sal y mezcla bien. Pica el chayote en trozos pequeños y agrégalo al jugo con algunos hielos.

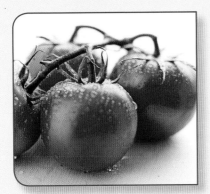
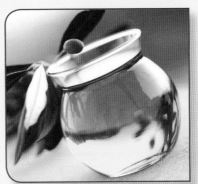
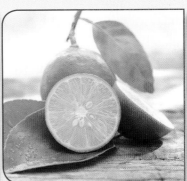

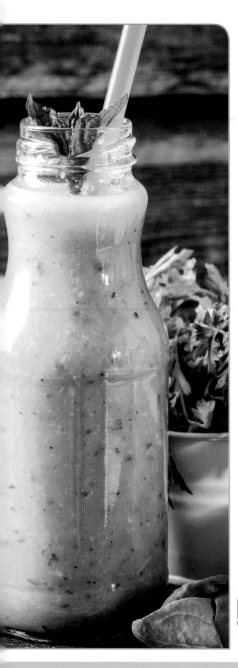

Jitomate

Rico en licopeno, potente antioxidante que ayuda a evitar la acumulación de colesterol malo en la pared de las arterias y que bloquea la formación de nuevo en el hígado. Además, aumenta la producción de colesterol bueno, factor protector contra el malo. Por si fuera poco, el jitomate tiene mucha fibra que "absorbe" la grasa permitiendo su eliminación.

Ingredientes

- 1 taza de berros
- 3 ramas de perejil
- 4 jitomates

- 1 manzana verde
- 1 rebanada de piña

Preparación

Lava y desinfecta todos los ingredientes. Muélelos en la licuadora con agua al gusto.

Ingrediente estrella

Pepino

Tiene beta-sitosterol, un compuesto orgánico que reduce el colesterol en sangre. Está compuesto por un 96% de agua, tiene propiedades diuréticas que ayudan a eliminar exceso de líquidos del cuerpo y actúa como un suave laxante.

Ingredientes

- 1 pepino
- ¼ de chayote
- 1 taza de kale (berza o col rizada)
- Jugo de 1 limón
- Jugo de 1 naranja

Preparación

Lava y desinfecta todos los ingredientes. Pasa por el extractor el pepino, el chayote y el kale para después mezclarlos con los jugos de naranja y limón.

De la naranja puedes usar los gajos enteros (sin semilla) o sólo el jugo, pero no lo cueles para que la fibra ayude a controlar los niveles de azúcar en sangre y disminuya la absorción del colesterol.

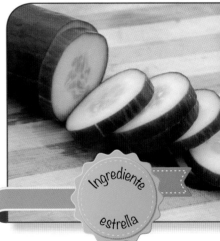

Ingrediente estrella

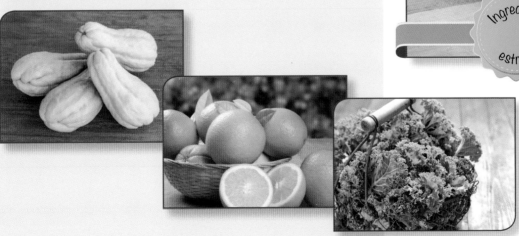

Alcachofa

Estimula la secreción biliar, ayudando a disminuir los niveles de colesterol en sangre. Además, la cinarina y la luteolina podrían interferir en la síntesis de colesterol nuevo y reducirlo.

Ingredientes

- 3 corazones de alcachofa cocidos al vapor (las hojas más tiernas, las que se encuentran en el centro)
- 2 tallos de apio

- 1 manzana verde
- 3 ramas de perejil
- 1 taza de té de manzanilla

Preparación

Lava y desinfecta todos los ingredientes. Pasa las ramas de apio por el extractor y reserva. Muele en la licuadora los corazones de alcachofa con la manzana verde y el perejil. Agrega el jugo de apio y el té de manzanilla para mezclar bien.

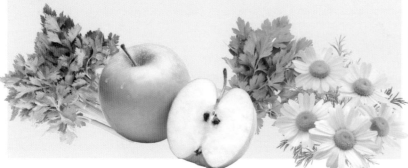

Las personas con cálculos biliares o cualquier enfermedad de la vesícula deben tomar o comer alcachofa sólo bajo supervisión médica.

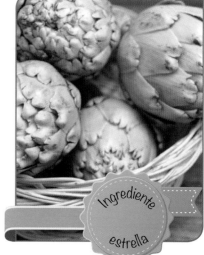

Ingrediente estrella

Toronja

Tiene ácido galacturónico que elimina el colesterol de la sangre. Su alto contenido de vitamina C ayuda a limpiar y a hacer más flexibles las arterias reduciendo el efecto del colesterol malo.

Ingredientes

- ◆ 2 zanahorias
- ◆ 1 chayote
- ◆ 1 toronja en gajos
- ◆ 1 taza de espinacas
- ◆ Jugo de 1 limón

Preparación

Lava y desinfecta todos los ingredientes. Pela la toronja y quítale la semillas, separa los gajos. Mezcla todos los ingredientes en la licuadora; y añade agua si es necesario.

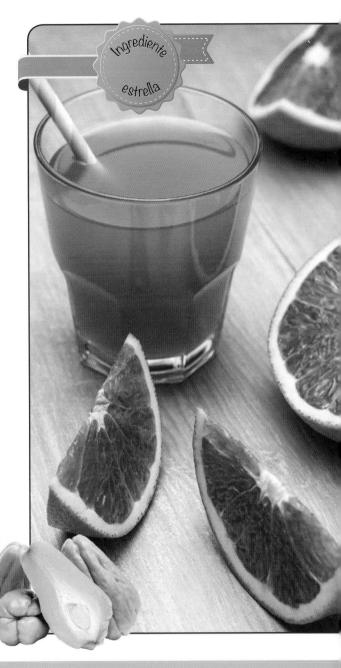

Ingrediente estrella

Germen de trigo

Tiene tocotrienoles, que evitan la oxidación de los ácidos grasos presentes en los alimentos y en el tejido adiposo. Su consumo reduce la incidencia de sufrir eventos cardiovasculares, además de reducir los niveles de colesterol malo en sangre. Es rico en fitoesteroles que inhiben la absorción de colesterol a nivel intestinal. Además contiene triptófano, aminoácido precursor de la serotonina, neurotransmisor que reduce la ansiedad y disminuye el estrés.

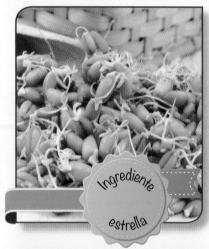

Ingrediente estrella

Ingredientes

- 1 taza de hojas de lechuga
- 1 taza de espinacas
- 1 pepino
- 1 taza de fresas
- ½ taza de germen de trigo

Preparación

Lava y desinfecta todos los ingredientes. Retira las semillas del pepino y el rabito de las fresas. Muele todos los ingredientes en la licuadora. Agrega agua o hielo si es necesario.

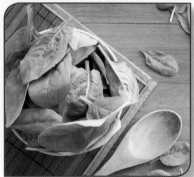
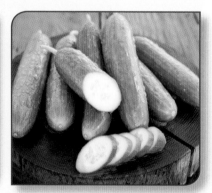
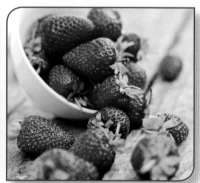

Avena

Es rica en fibra soluble que absorbe el exceso de colesterol circulante en sangre, evitando que se acumule en las paredes de las arterias y que se forme ateroma (placa que impide el flujo de la sangre). Este tipo de fibra también estimula los movimientos del intestino, ayudando a eliminar el colesterol LDL.

Ingredientes

- 3 cucharadas de hojuelas de avena
- 1 cucharadita de ralladura de jengibre natural
- 1 taza de agua de coco
- 1 pizca de canela
- 1 kiwi

La avena se deja remojando en agua por lo menos 6 horas para que la fibra soluble que contiene sea biodisponible al momento de consumirla.

Preparación
Lava el jengibre, pela el kiwi y muele todos los ingredientes en la licuadora.

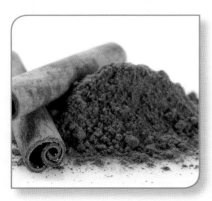
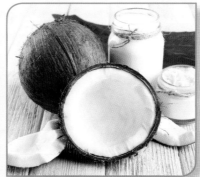
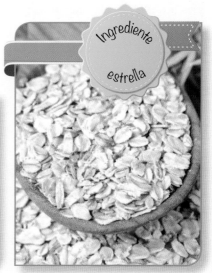

Ingrediente estrella

Té verde

Posee antioxidantes como kemferol, quercetol y miricetol que impiden la oxidación celular y evitan la formación de placa en las paredes arteriales..

Ingredientes

Las semillas de chía son una extraordinaria fuente de Omega-3, que aumenta el colesterol bueno y disminuye el malo. Las puedes dejar remojando 30 minutos para que se forme una capa gelatinosa alrededor, que ayuda a mejorar el tránsito intestinal y disminuye la velocidad de absorción de la glucosa, y agregarlas al jugo antes de beber.

- 1 taza de té verde
- Jugo de 1 limón
- ½ pepino con cáscara
- 1 manzana verde
- 1 taza de kale (berza o col rizada)
- 2 cucharaditas de semillas de chía molida

Preparación

Lava y desinfecta los ingredientes y quítale las semillas al pepino. Muele todos los ingredientes en la licuadora.

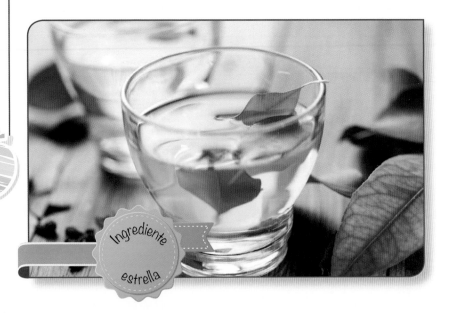

Ingrediente estrella

Cacao

Con ingredientes antioxidantes ayuda a restaurar la flexibilidad de las arterias evitando su endurecimiento y engrosamiento, disminuyendo el riesgo de desarrollar aterosclerosis, ataques cardíacos y accidentes cerebrovasculares.

Ingredientes

- ¼ de taza de granos de cacao tostado
- 1 betabel
- 1 taza de kale (berza o col rizada)
- 1 taza de leche de almendra

Preparación

Lava y desinfecta el kale. Pasa el betabel por el extractor. Mezcla en la licuadora con los demás ingredientes.

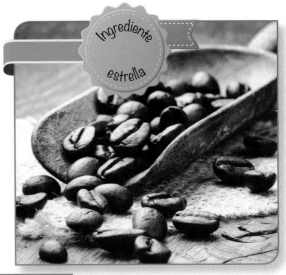

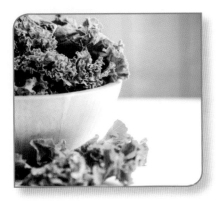

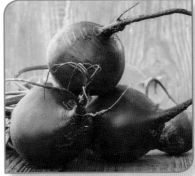

Si tienes hipotiroidismo, deberás consumir brócoli cocido, ya que crudo actúa como bociógeno, es decir, que bloquea la absorción y utilización de yodo. Para evitar esto te recomendamos incluir alimentos ricos en yodo como la manzana, espinaca, rábano o fresa.

Cúrcuma

La curcumina, un potente antioxidante presente en esta raíz, reduce las probabilidades de sufrir insuficiencia cardíaca por sus propiedades antiinflamatorias.

Ingredientes

- 1 manzana o 1 taza de fresas
- 1 taza de brócoli crudo
- 1 chayote o 1 puño de espinaca

- ¼ de aguacate
- 2 cm de raíz de cúrcuma o 1 cucharadita de cúrcuma en polvo.

Preparación

Lava y desinfecta los ingredientes. Pela el chayote y muele en la licuadora junto con lo demás. Agrega agua o hielo al gusto.

Ingrediente estrella

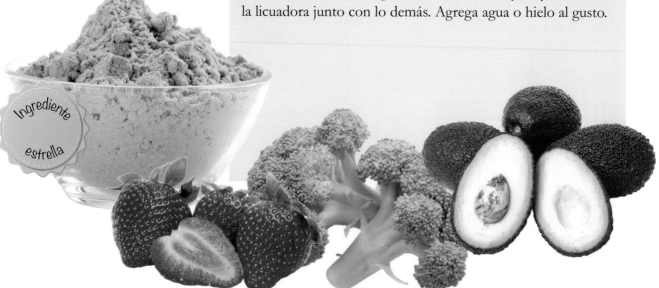

Aceite de oliva

Rico en ácidos grasos monoinsaturados que aumentan los niveles de colesterol HDL (bueno) y le otorgan propiedades cardioprotectoras.

Aceite de maíz

Rico en fitoesteroles, sustancias que inhiben la absorción de colesterol desde el intestino.

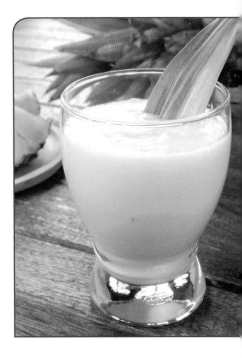

Ingredientes

- Jugo de 2 naranjas
- 2 nopales
- 1 rebanada de piña
- 3 tallos de apio con todo y hojas
- 2 puños de espinaca, perejil y/o germinado de alfalfa
- 1 cucharadita de aceite de oliva o de maíz

Preparación

Lava y desinfecta todos los ingredientes. Muélelos en la licuadora y añade agua si es necesario para que se mezclen bien.

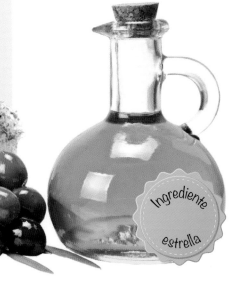

Ingrediente estrella

Hipertensión

Es el término utilizado para describir la presión arterial alta y crónica. La presión arterial es la fuerza ejercida contra las paredes de las arterias mientras el corazón bombea sangre.

Se considera una presión normal cuando está entre 110/70 y 120/80 mmHg. La hipertensión se diagnostica cuando está por arriba de 140/90 mmHg y cuando las cifras son intermedias hay prehipertensión.

Es una enfermedad que puede no dar síntomas pero, si no se diagnostica y atiende, llega a tener consecuencias fatales como accidentes cerebrovasculares, ataques o insuficiencia cardíaca, enfermedad renal o muerte prematura.

La arterioesclerosis es una de las consecuencias que sufren las arterias cuando se eleva la presión, generando endurecimiento y engrosamiento, que si continúa puede complicar el flujo de sangre. No se conocen las causas específicas que generan la enfermedad pero se sabe que la obesidad, el consumo excesivo de alcohol o tabaco, el uso de anticonceptivos orales, el sedentarismo, el estrés, el estado hormonal y de los riñones, el consumo de sal y el balance de líquidos en el cuerpo, pueden generar alteraciones en la presión sanguínea. Una manera natural para controlar la hipertensión es cuidar el balance entre el consumo de sodio y el de potasio. El sodio aumenta la presión y el potasio la disminuye ya que interviene en la excreción urinaria de sodio.

Ingredientes estrella:
Alcachofa, brócoli, plátano, frutos rojos, nueces, jitomate, betabel.

Alcachofa

Posee un alto contenido de potasio que favorece la eliminación de líquido.

Ingredientes

- 1 corazón de alcachofa cocido al vapor (las hojas más tiernas, las que se encuentran en el centro)
- 2 ramitas de perejil
- ½ plátano

Preparación

Lava y desinfecta el perejil. Muele todos los ingredientes en una licuadora. Agrega agua de coco, infusión de manzanilla, menta o hierbabuena al gusto.

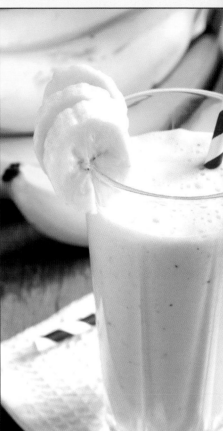

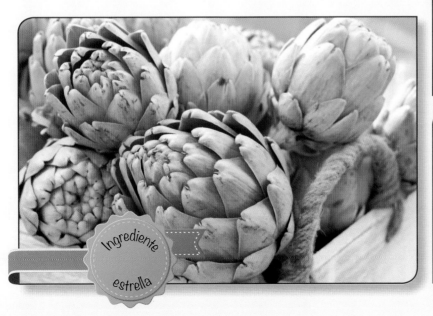

Ingrediente estrella

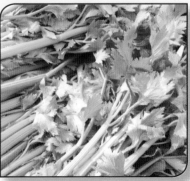

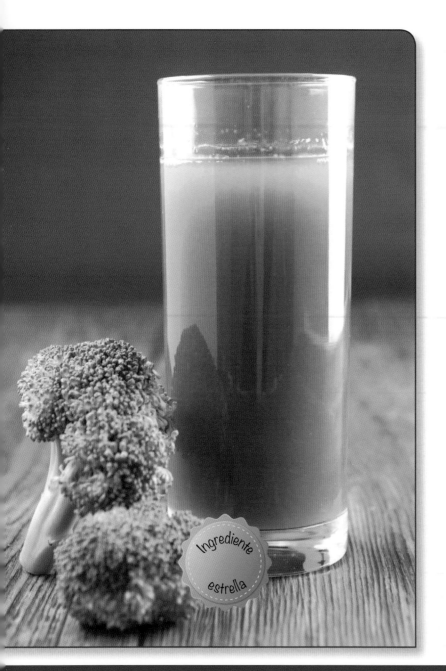

Ingrediente estrella

Brócoli

Contiene glucosinolato que a su vez produce un metabolito llamado sulforafano que mejora la presión renal y arterial. Si tienes hipotiroidismo no consumas el brócoli crudo ya que en este estado es un alimento bociógeno, por lo que deberás consumirlo cocido o reemplazarlo por acelga o zanahoria.

Ingredientes

- 1 taza de brócoli crudo
- 1 taza de espinacas
- 6 mitades de nuez
- 1 rebanada de piña
- Jugo de 2 naranjas

Preparación

Lava y desinfecta el brócoli y las espinacas. Pon todos los ingredientes en la licuadora. Agrega agua al gusto.

Plátano

Fuente de potasio y bajo en sodio. Aporta zinc y pectina, un tipo de fibra que promueve la salud cardiovascular.

Ingredientes

- ½ plátano
- 10 zarzamoras
- 1 cucharadita de cúrcuma en polvo
- 1 taza de agua de coco
- 1 taza de hielos
- 6 mitades de nuez

Preparación

Muele todos los ingredientes en la licuadora y listo. Si quieres textura frappé, agrega hielo.

Ingrediente estrella

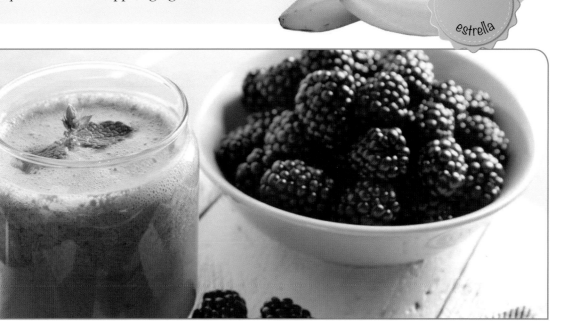

63

Frutos rojos

Fresas, frambuesas, zarzamoras, cerezas, arándanos y moras azules: están llenos de antocianinas que protegen contra la hipertensión. Las antocianinas pertenecen a la familia de los flavonoides, potentes antioxidantes que ayudan a restaurar los daños ocasionados por los radicales libres de las células.

Ingredientes

- 2 cucharadas de hojuelas de avena remojadas en agua
- 250 ml de leche de almendra
- 3 fresas
- 3 zarzamoras

- 3 frambuesas
- 3 cerezas sin hueso
- 1 cucharadita de canela
- 2 cditas de ralladura de jengibre fresco

Preparación

Lava y desinfecta los frutos rojos. Muele todos los ingredientes en la licuadora hasta mezclar bien. Si prefieres, puedes usar agua natural o de coco en lugar de la leche.

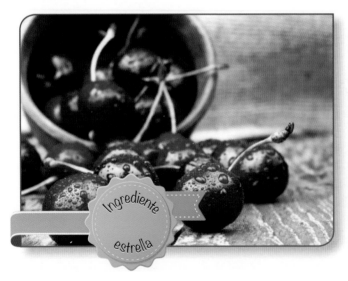

Ingrediente estrella

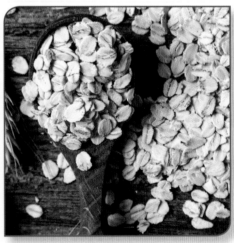

Nuez

Contiene ácidos grasos monoinsaturados que aumentan la elasticidad de las arterias, previniendo la formación de coágulos y con ello la disminución de la presión arterial.

Ingredientes

- 1 taza de infusión de manzanilla con tila
- ½ pera
- ½ plátano
- 6 mitades de nuez
- ½ taza de leche de almendra o nuez de la india

Preparación

Mezcla todos los ingredientes en la licuadora. Agrega un poco de agua o hielo si es necesario.

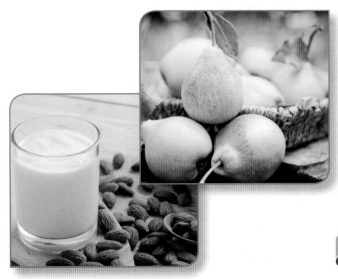

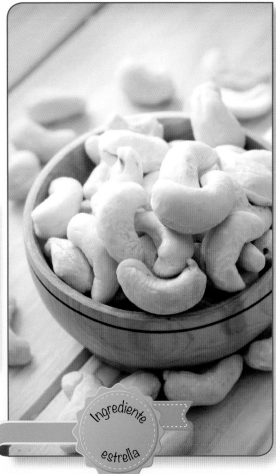

Ingrediente estrella

Jitomate

Altos en glutatión y licopeno, ambos potentes antioxidantes. En el caso del licopeno su efecto y absorción en el organismo se potencializa después de la cocción pero para el glutatión lo mejor es consumir el jitomate en crudo. Te recomendamos usar jitomate crudo algunos días y cocido otros. También es rico en potasio. Contiene ácido gamma aminobutírico, responsable directo de la regulación del tono muscular.

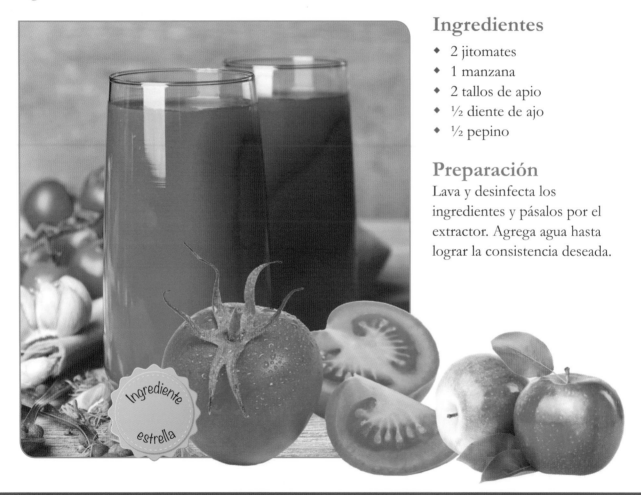

Ingredientes

- ◆ 2 jitomates
- ◆ 1 manzana
- ◆ 2 tallos de apio
- ◆ ½ diente de ajo
- ◆ ½ pepino

Preparación

Lava y desinfecta los ingredientes y pásalos por el extractor. Agrega agua hasta lograr la consistencia deseada.

Ingrediente estrella

Betabel

El nitrato que contiene su jugo puede ser eficaz en el tratamiento contra la presión alta ya que mejora el flujo de sangre en los vasos.

Ingredientes

- 1 betabel pelado
- 1 taza de espinacas
- 1 taza de agua de coco
- 1 rebanada de piña

Preparación

Lava y desinfecta todos los ingredientes. Pasa por el extractor el betabel, las espinacas y la piña. Agrega el agua de coco y mezcla bien.

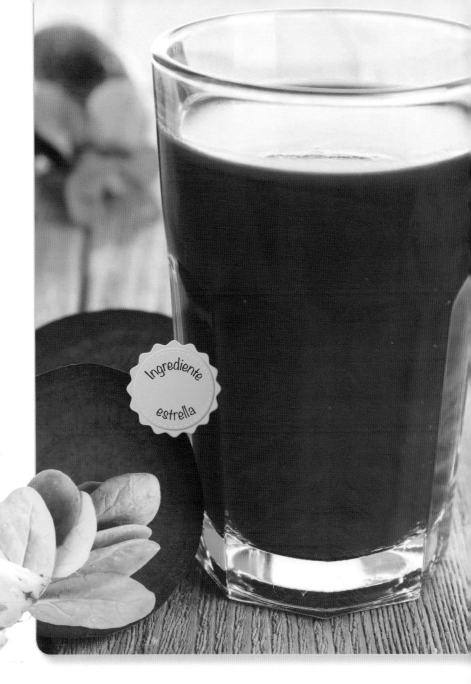

Ingrediente estrella

Diabetes

La Diabetes Mellitus (DM) es un trastorno metabólico que no se cura y que puede tener diversas causas. Se caracteriza por hiperglucemia crónica (alto nivel de azúcar en sangre) y trastorno en el metabolismo de los carbohidratos, las grasas y las proteínas, como consecuencia de anomalías de la secreción o del efecto de la insulina.

Con el tiempo, la enfermedad puede causar daños, disfunción e insuficiencia de diversos órganos (OMS, 1999).

Se conocen dos tipos de diabetes:
• **Tipo 1**: puede ocurrir a cualquier edad pero generalmente se presenta en la niñez o la adolescencia y los pacientes necesitan inyecciones de insulina durante toda la vida.

• **Tipo 2**: es la forma más común de diabetes (alrededor del 90% de los casos en el mundo) aparece por lo general en la vida adulta y está relacionada con la obesidad, el sedentarismo y la mala alimentación. En últimos años se han diagnosticado casos de Diabetes Mellitus 2 en niños y jóvenes como consecuencia de los malos hábitos de alimentación y la poca actividad física.

El tratamiento consiste en implementar cambios en el estilo de vida y control de peso, medicamentos orales o incluso inyecciones de insulina en casos complicados.

Otras formas:
• Gestacional: hiperglucemia que aparece durante el embarazo.
Se han definido también ciertos estados intermedios de hiperglucemia como los trastorno de la glucosa en ayunas o trastorno de la tolerancia a la glucosa. Son importantes porque pueden progresar y convertirse en diabetes franca. En nutrición, el objetivo principal del tratamiento es mantener dentro de los límites normales las concentraciones de glucosa en sangre.

Ingredientes estrella:
Canela, cardamomo, nopal, zanahoria, xoconostle, toronja, manzana, avena, inulina.

Canela

Sólo media cucharadita de canela al día ha demostrado una reducción significativa en los niveles de azúcar en la sangre, triglicéridos, colesterol LDL (malo), y los niveles de colesterol totales en las personas con diabetes tipo 2. Su contenido de polifenoles retrasa el vaciado del estómago para reducir los picos de azúcar en la sangre después de las comidas y mejora la efectividad, o sensibilidad a la insulina

Ingredientes

- 1 pepino con cáscara
- 1 tallo de apio con hojas
- 1 manzana verde con cáscara
- ½ cucharadita canela en polvo

Preparación

Lava y desinfecta los ingredientes. Quita las semillas al pepino y la manzana y mezcla todo. Si deseas puedes agregar un poco de agua.

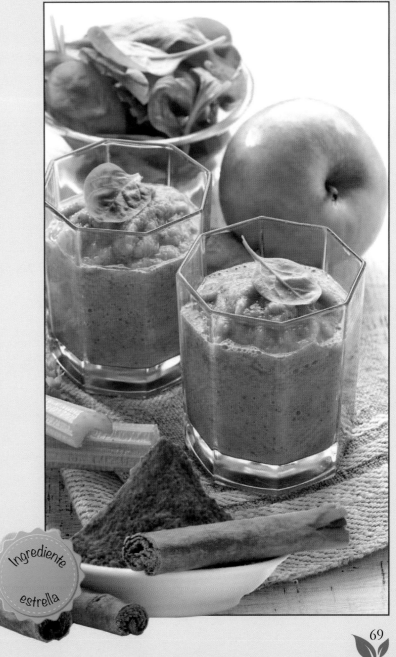

Ingrediente estrella

Cardamomo

Es una especia con efectos hipoglucemiantes que contrario a la canela, se puede consumir durante el embarazo, por lo que se recomienda para los casos de diabetes gestacional. Ayuda a mejorar la digestión y problemas del tracto urinario.

Ingredientes

- 1 rebanada de piña
- 1 taza de kale o berza (col rizada)
- ½ pepino con cáscara

- 2 tallos de apio
- ½ cucharadita de semillas de cardamomo

Preparación

Lava y desinfecta los ingredientes. Quita las semillas al pepino y mezcla con lo demás. Si deseas, puedes usar extractor para el apio y después la licuadora para la mezcla final.

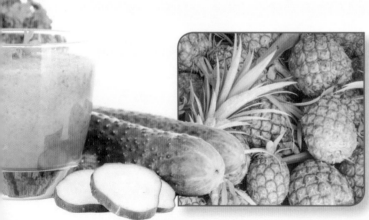

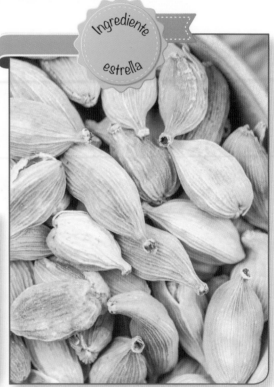

Ingrediente estrella

Nopal

Alto en fibra (mezcla de lignina, celulosa, hemicelulosa, pectina, mucílago y gomas) además de calcio y pocas calorías. Todo esto ayuda a que los carbohidratos no se absorban en su totalidad.

Ingredientes

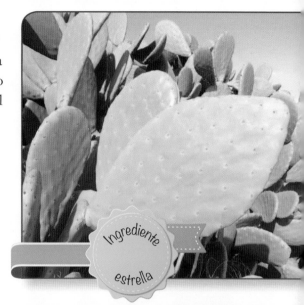

- 4 nopales
- 2 ramas de apio
- 2 toronjas

- 1 rebanada de piña
- 1 xoconostle asado
- 3 ramitas de perejil

Ingrediente estrella

Preparación

Lava y desinfecta los ingredientes. Quita las semillas al pepino y mezcla con lo demás. Si deseas, puedes usar extractor para el apio y después la licuadora para la mezcla final.

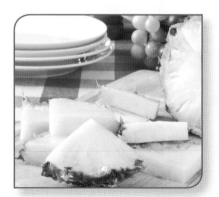
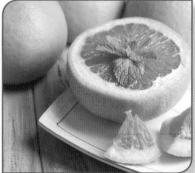
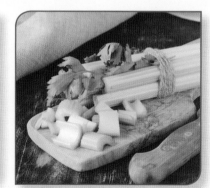

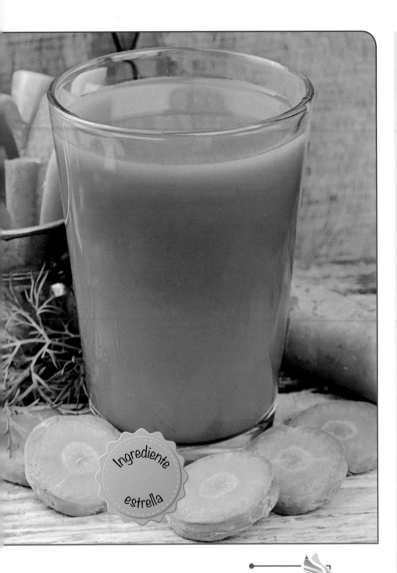

Ingrediente estrella

No utilices el extractor de jugos, ya que la fibra se encuentra en la ramas.

Zanahoria

La zanahoria junto con el limón ayudan a contrarrestar los niveles altos de sodio, gracias a su contenido de potasio. Los betacarotenos ayudan contra los problemas de visión de las personas que viven con diabetes.

Ingredientes

- 3 puñados de espinaca
- 2 tallos de apio con hojas
- 1 zanahoria
- 2 naranjas
- ½ pepino con cáscara
- 1 cucharadita de inulina en polvo.

Preparación

Lava y desinfecta los ingredientes. Pela las naranjas y sepáralos en gajos. Quitales las semillas a las naranjas y al pepino. Pica la zanahoria en trozos pequeños. Mezcla todos los ingredientes en la licuadroa, por último agrega la inulina en polvo.

Xoconostle

Contiene pectina, mucílago, gomas, celulosa y lignina. El mucílago tiene efectos hipoglucemiantes (baja los niveles de azúcar en sangre) y también mejora el metabolismo de lípidos en personas sanas y en personas con Diabetes Mellitus 2

Ingredientes

* 1 taza de espinacas
* 1 pera con cáscara
* 1 nopal
* 1 xoconostle asado

Preparación

Lava y desinfecta los ingredientes. Asa en un comal el xoconostle hasta que quede suave y mezcla con los demás ingredientes. Puedes agregar un poco de agua o jugo de naranja e hielo.

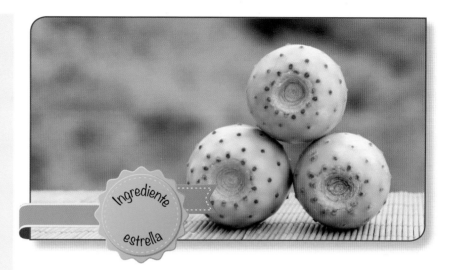

Ingrediente estrella

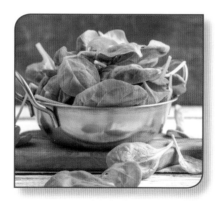

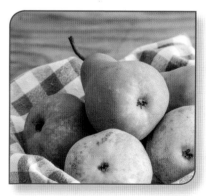

Toronja

Cítrico bajo en calorías y bajo índice glucémico. Rica en vitamina C y potasio. La sustancia blanca que está entre los gajos y la cáscara es rica en pectina, fibra dietética con efectos hipoglucemiantes, por eso no hay que desecharla.

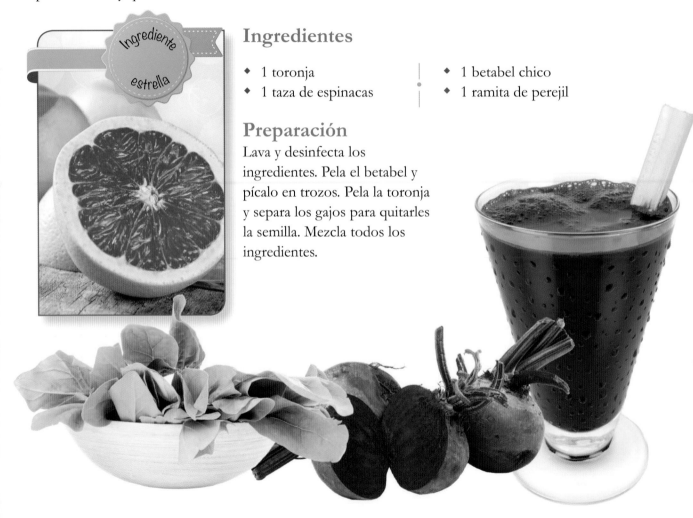

Ingrediente estrella

Ingredientes

- 1 toronja
- 1 taza de espinacas
- 1 betabel chico
- 1 ramita de perejil

Preparación

Lava y desinfecta los ingredientes. Pela el betabel y pícalo en trozos. Pela la toronja y separa los gajos para quitarles la semilla. Mezcla todos los ingredientes.

Manzana

Su alto contenido de quercetina reduce el riesgo de problemas cardíacos consecuencia de Diabetes Mellitus. La cebolla y el tomate también son buena fuente de este flavonoide. Las manzanas verdes contienen ácido málico que ayuda a reducir el nivel de glucosa en sangre.

Ingredientes

- 1 manzana verde con cáscara
- 2 tallos de apio con hojas
- 1 trozo pequeño de sábila
- 1 taza de lechuga
- ½ taza de col rizada o berza (kale)

Preparación

Lava y desinfecta los ingredientes para mezclarlos con agua. Del apio puedes extraer el jugo con un extractor.

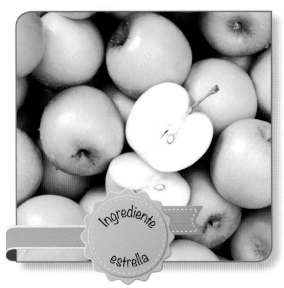

Ingrediente estrella

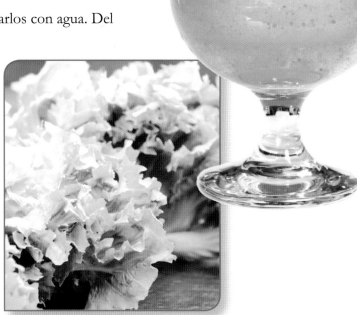

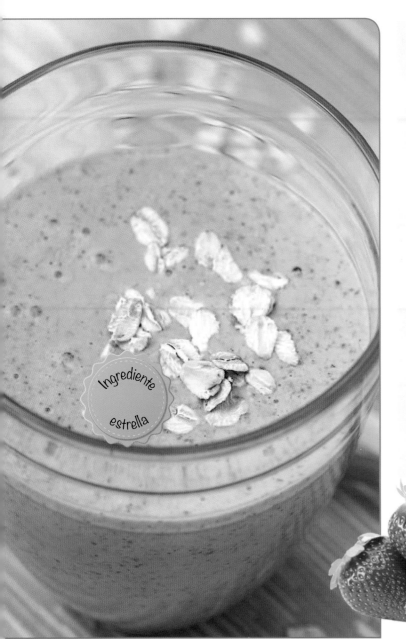

Ingrediente estrella

Avena

Su alto contenido de fibra modera la velocidad de absorción de sus carbohidratos. Mejora la digestión y el estreñimiento.

Ingredientes

- ½ taza de hojuelas de avena
- 1 taza de fresa
- ½ cucharadita de canela en polvo
- 1 taza de leche

Preparación

Lava y desinfecta los ingredientes. Las hojuelas de avena deben estar remojadas en agua, si puedes desde una noche antes. Licúa los ingredientes, la canela puede ir mezclada, espolvoreada o usarse para escarchar el vaso.

Inulina

Es una fibra soluble que por su sabor neutro no modifica el sabor original de los alimentos. Agregarla a los jugos, frutas, ensaladas o alimentos en general, ayudará a disminuir la absorción de los carbohidratos consumidos.

Ingredientes

* 1 nopales
* 2 tunas
* 1 pepino con cáscara
* ½ zanahoria
* 1 cucharadita de inulina

Preparación

Lava y desinfecta los ingredientes. Pela las tunas. Quítale las semillas al pepino. Pica la zanahoria en trozos pequeños. Mezcla todos los ingredientes con la cucharadita de inulina en polvo. Si deseas, puedes agregar un poco de agua.

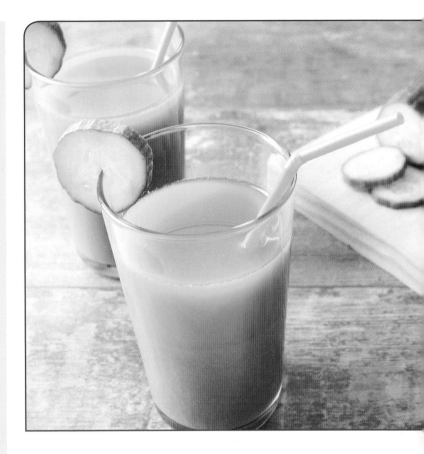

Los jugos no hay que colarlos, de hecho hay que usar lo menos posible el extractor. La idea es conservar la fibra de los alimentos para lograr que el impacto de los carbohidratos sea menor y con ellos se mantengan los niveles de glucosa estables.

Sobrepeso y obesidad

De acuerdo con la Organización Mundial de la Salud (OMS), el sobrepeso y la obesidad se definen como una acumulación anormal o excesiva de grasa corporal que puede ser perjudicial para la salud.

La relación entre el peso y la estatura, conocido como índice de masa corporal (IMC) es la herramienta más simple y por ello la más utilizada para diagnosticar el sobrepeso o la obesidad en adultos.

Los criterios son:
menor a 18: probable desnutrición.
18-24.9: peso normal
25-29.9: sobrepeso
30-34.9: obesidad grado 1
35-39.9: obesidad grado 2
mayor a 40: obesidad grado 3 o mórbida

Se ha encontrado que la obesidad es de origen multifactorial pero habla básicamente de un desequilibrio energético entre las calorías ingeridas y las gastadas. Si logramos no comer en exceso y gastar más calorías a través de una vida activa es probable que disminuya el sobrepeso/obesidad y los riesgos asociados a ellos (enfermedades cardiovasculares, diabetes, osteoartritis, cáncer, hipertensión).

Una herramienta eficaz para el control de peso es el aumento en el consumo de fibra, para ello las frutas y verduras son fundamentales. La fibra da sensación de saciedad por más tiempo y mejora el tránsito intestinal. La proteína y las grasas "buenas" también dan sensación de saciedad.

Una estrategia muy popular es perder peso a través de eliminar agua retenida y para ello las frutas y verduras son muy útiles.

Ingredientes estrella:
Aguacate, espinaca, acelgas, espárragos, jitomate, nopal, ciruela, papaya, toronja, sandía.

Aguacate

Con alto contenido de grasas monoinsaturadas (conocidas como "grasas buenas") que se utilizan fácilmente como fuente de energía. Además tiene mucho potasio que ayuda a regular el balance con el sodio. Es bajo en fructosa y ayuda a que los carbohidratos de los demás alimentos impacten menos en los niveles de glucosa.

Ingredientes

- 1 tallo de apio
- 3 ramas de perejil
- 2 nopales
- ½ aguacate
- 2 cdas. de semillas de chía
- 1 taza de agua de coco

Preparación

Lava y desinfecta los ingredientes. Pela el aguacate y quítale la semilla. Quita las espinas al nopal. Mezcla todos los ingredientes en la licuadora. Agregar hielos para darle textura.

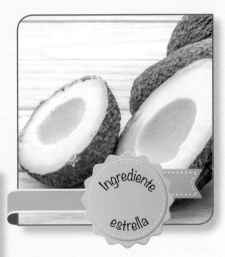

Ingrediente estrella

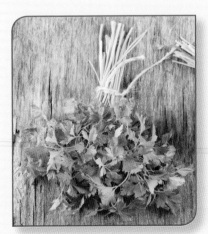

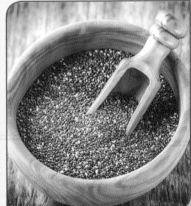

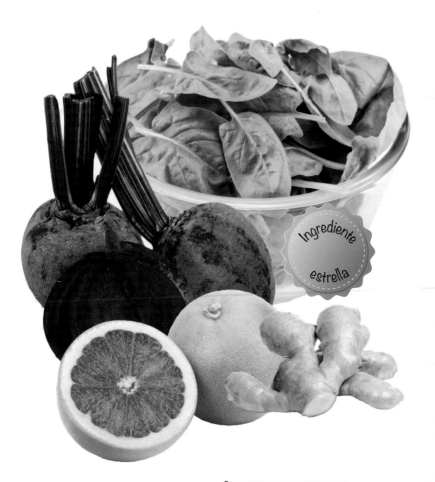

Espinaca

Alta en fibra, antioxidantes
y vitaminas A, C y E.
Contiene tilacoides,
membrana en la hoja que
da sensación de saciedad y
ayuda a reducir los antojos
a través de la producción
de leptina (hormona de la
saciedad).

Ingrediente
estrella

Ingredientes

- 30 hojas de espinaca
- ½ betabel
- 1 cucharadita de ralladura
  de jengibre fresco
- ½ pepino
- 1 limón
- Jugo de 1 toronja

Preparación

Lava y desinfecta los
ingredientes. Quita las
semillas al pepino y mezcla
todos los ingredientes en la
licuadora.

Ten en cuenta que para obtener los
beneficios de los tilacoides es necesario
moler, filtrar y centrifugar las hojas.
También se puede comprar extracto de
espinaca en polvo.

Acelgas

Ricas en potasio con efecto diurético, aportan además ácido fólico y calcio. Son altas en fibra, lo que da sensación de saciedad y ayuda al tránsito intestinal y salud digestiva.

Ingredientes

- 1 taza de té verde
- 2 cucharadas de linaza
- 1 rebanada de piña
- 3 ramitas de perejil
- 10 hojas de acelgas

Preparación

Prepara la infusión con hojas de té verde y agua hirviendo. Ponlo en la licuadora con los demás ingredientes y mezcla.

El té verde es rico en catequinas que estimulan el sistema nervioso simpático y a su vez generan un efecto termogénico que incrementa el gasto calórico y la oxidación de grasas.

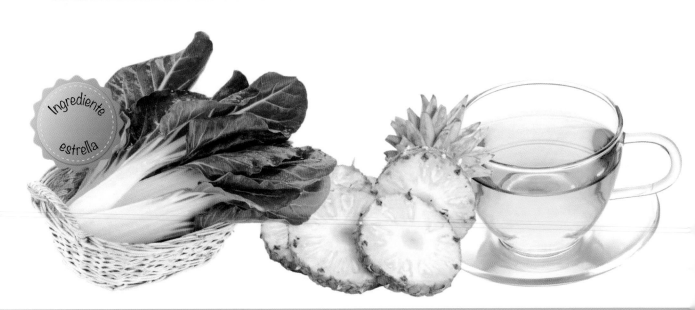

Ingrediente estrella

Espárrago

Contiene ácido aspártico o asparagínico, potente diurético que ayuda a eliminar líquidos y amoniaco (derivado de dietas altas en proteína). Además, mucha fibra y pocas calorías (20 calorías en 100 g).

Alga espirulina

Alga azul llena de aminoácidos y vitaminas. Se vende deshidratada en cápsulas o polvo. Se consume acompañada con líquidos que absorbe y eso aumenta su tamaño, dando sensación de saciedad más rápido.

Ingredientes

- 2 kiwis
- ½ pepino con cáscara
- 6 hojas de col rizada o kale
- 6 espárragos
- 10 hojas de espinaca
- 1 puño de germinado de alfalfa o de soya
- 1 cucharadita de espirulina en polvo

Preparación

Lava y desinfecta los ingredientes. Pasa los espárragos y la col rizada por el extractor. Pela el kiwi y quita las semillas al pepino. Mezcla todo en la licuadora.

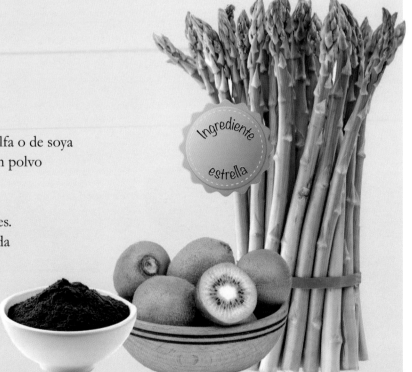

Ingrediente estrella

Jitomate

Abundante en licopeno, que le da su característico color rojo y es potente antioxidante que combinado con la vitamina C que contiene ayuda a metabolizar mejor la grasa que consumimos y hace que la grasa almacenada se utilice más facil como fuente de energía. Su composición llena de agua y fibra dan sensación de saciedad con menos cantidad.

Ingredientes

- 2 jitomates
- 2 zanahorias
- 1 pepino con cáscara
- 2 naranjas en gajos

Preparación

Lava y desinfecta los ingredientes. Pela la naranja y separa los gajos para que puedas quitarles las semillas. Licúa todos los ingredientes.

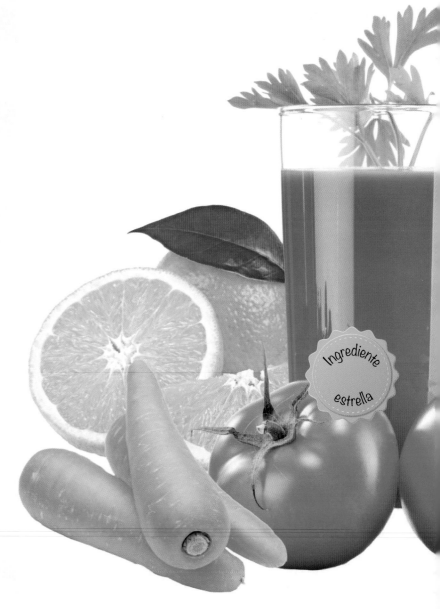

Ingrediente estrella

Nopal

Contiene fibra (pectina y mucílago) que dan sensación de saciedad y quitan el hambre. Ayuda al tránsito intestinal y facilita la eliminación de toxinas. Regula la concentración de glucosa en sangre lo que se traduce en menos antojos por cosas dulces.

Ingredientes

- 1 toronja en gajos
- 1 xoconostle
- 1 rebanada de piña
- ½ manzana verde con cáscara
- 4 nopales chico
- 1 rama de apio
- 1 cucharada de semillas de chía

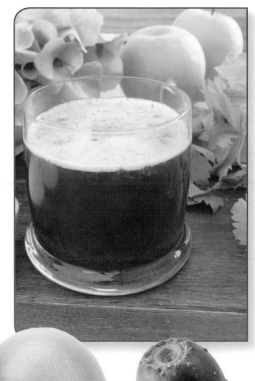

Preparación

Lava y desinfecta los ingredientes. Quita bien las espinas al nopal. Pasa el apio por el extractor. Mezcla el jugo que extraigas con los demás ingredientes en la licuadora y agrega agua si es necesario.

Ingrediente estrella

Arándanos

Contienen polifenoles que a su vez reducen la formación de adipocitos (células que almacenan grasa). Previenen también la oxidación de las células gracias a la vitamina C y los carotenos.

Ingredientes

- ½ taza de arándanos deshidratados
- 1 manzana roja
- 1 taza de jugo de arándano sin azucar

- 1 tallo de apio
- 1 pepino

Preparación

Lava los ingredientes. Retira las semillas del pepino y la manzana pero déjales la cáscara. Mezcla todos los ingredientes en la licuadora.

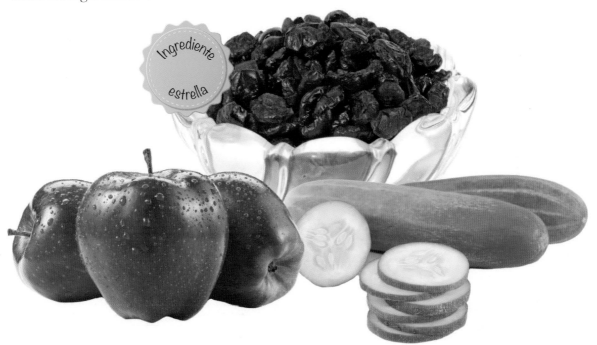

Ingrediente estrella

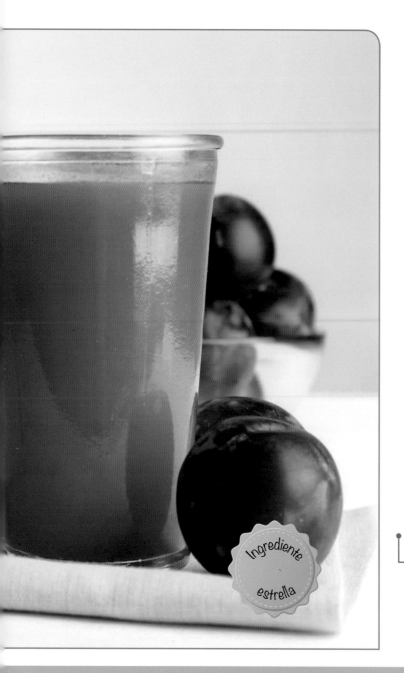

Ingrediente estrella

Ciruela

Ayudan a evitar el estreñimiento y mejoran el proceso de eliminación de residuos y toxinas gracias a la gran cantidad de fibra que contienen (básicamente pectina), fructosa y azufre.

Ingredientes

- 4-5 ciruelas sin hueso
- 1 manzana
- Jugo de ½ limón
- 1 tallo de apio

Preparación

Lava los ingredientes. Mézclalos todos en la licuadora.

Puedes utilizar ciruela deshidratada.

Papaya

Contiene papaína, una enzima proteolítica capaz de descomponer las proteínas de los alimentos y neutralizar los ácidos del estómago favoreciendo la digestión y evitando la formación de gases. Tiene también efecto antiséptico, digestivo, antioxidante y antiinflamatorio. La papaína, junto con la carpaína, estimulan jugos pacreáticos, necesarios para la digestión.

Ingredientes

* 1 rebanada de papaya con 4 semillas
* 10 hojas de espinaca
* 3 hojas de albahaca
* 1 puño de germinado de alfalfa
* ½ de pepino con cáscara

Preparación

Lava y desinfecta los ingredientes. Combina en la licuadora hasta que quede una mezcla homogénea y las semillas de papaya estén en trozos pequeños.

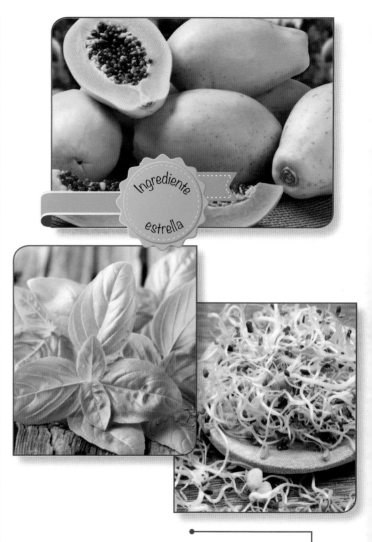

Ingrediente estrella

La papaína está en la fruta menos madura, se extrae del líquido blanco que aparece al cortarla.

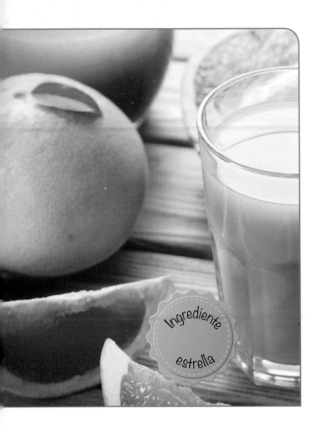

Ingrediente estrella

Toronja

Llena de ácido ascórbico (vitamina C), zinc, betacaroteno y polifenoles que convierten a esta fruta en potente fuente de antioxidantes. Contiene mucha agua y fibra que dan sensación de saciedad y mejoran el tránsito intestinal. Contiene potasio que es diurético natural.

Ingredientes

- 1 toronja
- 2 nopales
- 1 puño de espinaca
- 1 ramita de perejil
- 1 puño de germen de alfalfa
- ½ pepino
- 1 ramita de apio
- 1 rebanada de piña
- 1 cucharadita de ralladura de jengibre fresco

Preparación

Lava y desinfecta los ingredientes. Quita las semillas a la toronja y el pepino. Mezcla todos los ingredientes en licuadora. Si deseas, puedes agregar agua o hielo.

El jugo de la toronja inhibe la función enzimática por lo que puede aumentar la concentración de algunos fármacos en la sangre, derivando en sobredosis. La recomendación es no comer ni beber nada con toronja si se estan tomando medicamentos.

El embarazo empieza cuando un óvulo fecundado se implanta en el útero. Durante esta etapa ocurren cambios hormonales que producen síntomas que van desde náuseas, vómitos, estreñimiento y fatiga hasta cambios físicos como el aumento del volúmen de los pechos, del útero y de peso. Como consecuencia de todos estos cambios, debes hacer más que simplemente aumentar lo que comes.

Tienes que poner atención en el tipo de comida que eliges. Deficiencias de micronutrimentos como el calcio, el hierro, la vitamina A o yodo pueden ocasionar complicaciones en el embarazo, poniendo en peligro tu salud y la de tu bebé.

Si llevas una dieta inadecuada durante el embarazo, puede ser que no aumentes de peso lo suficiente o que aumentes más de lo debido y como consecuencia tener un parto prematuro o que tu bebé tenga un bajo/alto peso al nacer, desarrollar diabetes gestacional o problemas con la presión arterial, entre otras complicaciones.

- Si inicias el embarazo con sobrepeso, la ganancia total esperada debe ser entre 5 y 9 kilos.
- Si inicias con bajo peso, no hay límite superior para ganar pero deberás aumentar entre 12 y 18 kilos.
- Si inicias con peso normal la ganancia debe ser de 10 a 15 kilos.

De acuerdo con el Instituto Nacional de Perinatología y a la Organización Mundial de la Mujer, la ganancia de peso debe ser:

- Durante el primer trimestre: debe ser entre 1 y 2 kilos.
- Durante el segundo trimestre: debe ser de 500 g por semana.
- Durante el tercer trimestre: debe ser de 500 a 750 g por semana.

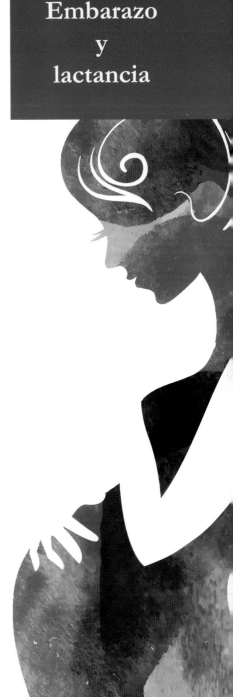

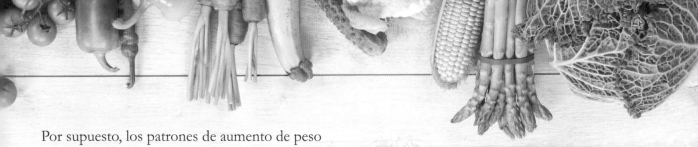

Por supuesto, los patrones de aumento de peso durante esta etapa varían y dependen también del tipo de embarazo que tengas, ya que no es lo mismo estar embarazada de un sólo bebé que de gemelos o trillizos. Y más importante que el peso en sí, es de lo que están compuestos esos kilos adicionales. La mayor parte del peso que aumentas durante el embarazo se distribuye de la siguiente manera:

• Bebé: 3.5 kilos
• Placenta: 1 a 1.3 kilos
• Líquido amniótico: 1 a 1.3 kilos
• Tejido mamario: 1 a 1.3 kilos
• Sangre nueva: 2 kilos
• Depósitos de grasa: 2 a 4 kilos
• Crecimiento del útero: 1 a 2 kilos.

Recuerda que durante el embarazo no debes perder peso ni hacer dietas restrictivas a menos que el ginecólogo te lo indique ya que existen algunas complicaciones relacionadas con un aumento de peso por encima de lo recomendado, como son: abortos, diabetes gestacional, preeclampsia, macrosomía, parto por cesárea, anemia, infecciones urinarias, problemas de lactancia, entre otros.

Después del parto, la etapa más importante tanto para ti como para tu bebé es la lactancia, en esta etapa no te obsesiones con el peso. A tu cuerpo puede tomarle hasta 12 meses regresar a su estado normal. Durante la lactancia no debes hacer una dieta de restricción, de hecho, tienes que consumir entre 300 y 500 calorías extra diariamente para asegurar la producción correcta de leche.

Debes enfocarte en consumir:
• Frutas y verduras: fuente de vitaminas, fibra y agua.
• Cereales como arroz, avena, quinoa y maíz: aportan mucha energía y vitaminas esenciales.
• Proteínas de origen animal y vegetal (carnes, huevo, leguminosas): ayudan a la formación de tejido magro además de aportar energía a la dieta.
• Lácteos: aportan calcio y probioticos.
• Grasas de origen vegetal como el aceite de oliva, canola, linaza, aguacate y oleaginosas: aportan energía, antioxidantes y dan estructura a las células.
• Agua para mantenerte bien hidratada y producir suficiente leche.

Ingredientes estrella:

Berro, acelga, brócoli, lechuga, manzana, frambuesa, jengibre, hinojo.

Berro

Excelente fuente de hierro y folatos, los cuales ayudan a prevenir problemas de anemia y malformaciones en el bebé como espina bífida y labio leporino. Combinados con alimentos ricos en vitamina C como la naranja y el limón, se logra una mejor absorción de hierro.

Ingredientes

- 1 taza de berros
- 1 taza de espinacas
- 2 naranjas
- 1 limón

Preparación

Lava y desinfecta todos los ingredientes. Pela las naranjas dejando solamente los gajos. Puedes usar el extractor o la licuadora para mezclar todos los ingredientes, excepto el limón que deberás agregar al último al que exprimirás con tu mano o con exprimidor.

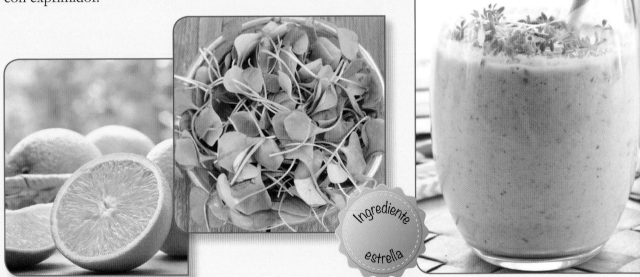

Ingrediente estrella

91

Acelga

Rica en betacarotenos, los cuales se convierten en vitamina A dentro de nuestro cuerpo, ayudando a mantener y desarrollar todos los tejidos y órganos. Ayuda a mejorar la visión y potencializar la formación de masa ósea.

Ingredientes

- 10 hojas de acelga
- 1 tallo de apio
- 3 guayabas chicas
- 1 pepino

Preparación

Lava y desinfecta todos los ingredientes. Retira las semillas del pepino pero deja la cáscara. Usando el extractor o la licuadora, mezcla todos los ingredientes.

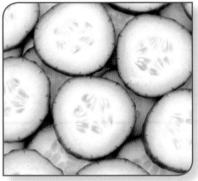

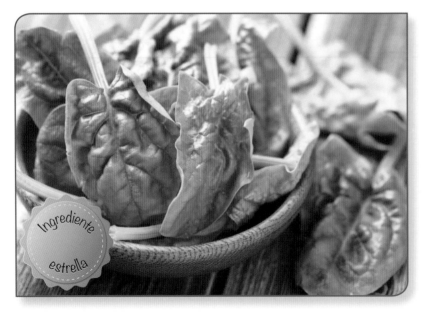

Ingrediente estrella

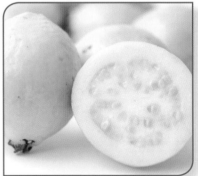

Brócoli

Rico en calcio, mineral fundamental durante el embarazo y la lactancia. Durante el tercer trimestre es cuando se fija más calcio en el esqueleto del bebé, si este no se aporta en la dieta, se tomará de los huesos de la madre generando problemas de salud para ella más adelante. Se necesitan entre 1,000 y 1,300 mg/día.

Ingredientes

- 1 taza de brócoli
- 1 taza de espinacas
- 1 pera
- 1 taza de agua de coco

- 1 cucharadita de ralladura de jengibre
- 2 cucharaditas de ajonjolí

Si tienes problemas de tiroides debes consumir el brócoli cocido, nunca crudo.

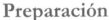

Preparación

Lava y desinfecta el brócoli, las espinacas y la pera. Muele todos los ingredientes en la licuadora y añade un poco de agua natural o cubitos de hielo si es necesario.

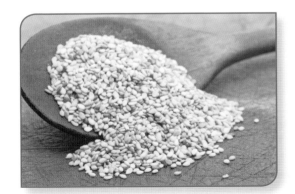

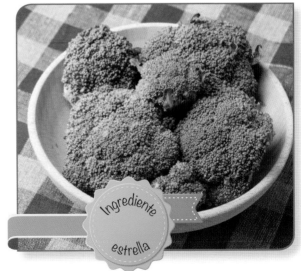

Ingrediente estrella

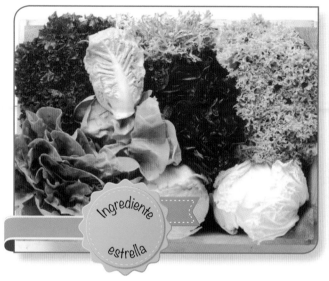

Ingrediente estrella

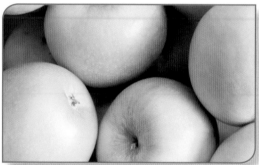

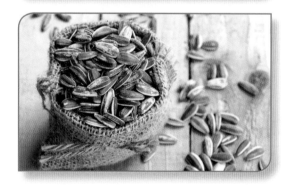

Lechuga

Tiene un efecto tranquilizante por su contenido en lactucina y escopolamina y puede ayudarte a descansar mejor durante las horas de sueño.

Ingredientes

- 1 taza de lechuga romana
- 1 taza de lechuga escarola
- 1 taza de lechuga orejona
- 1 taza de infusión de jengibre
- 1 manzana verde
- 2 cucharadas de semillas de girasol

Preparación

Lava y desinfecta las lechugas y la manzana. Muele en la licuadora todos los ingredientes usando la infusión de jengibre al gusto para que se mezclen bien los ingredientes.

Para la infusión de jengibre: lava la raíz de jengibre y corta 4 rodajas de medio centímetro de grosor, pónlas a hervir 10 minutos en 2 tazas de agua. Una vez que haya hervido retira la raíz y reserva la infusión.

Manzana

Contiene fibra y mucha agua (85%).
Tiene vitamina E y C que ayuda a
absorber el hierro de los alimentos y
prevenir la anemia.

Ingredientes

- 2 manzanas verdes o rojas
- 1 taza de espinacas
- ½ pepino con cáscara y sin semillas
- 10 almendras

Preparación

Lava y desinfecta las espinacas y las
manzanas. Puedes usar el extractor
o la licuadora para mezclar todos los
ingredientes.

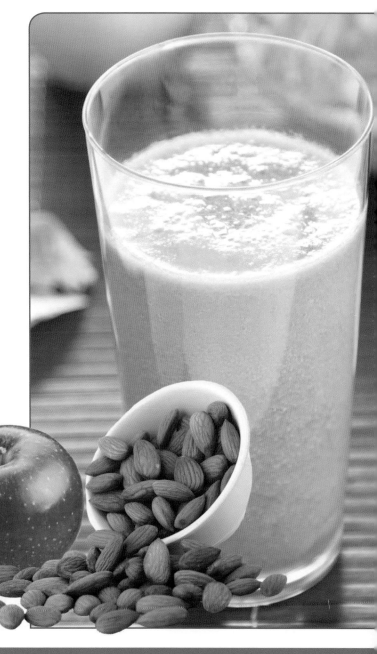

Ingrediente
estrella

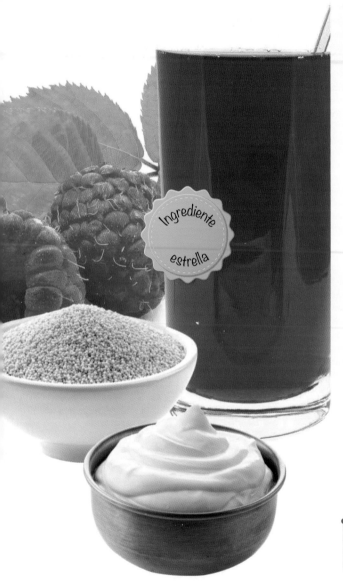

Frambuesa

Antioxidante, rica en vitamina C y folato o vitamina B9 (forma natural del ácido fólico) que ayuda a crear nuevas proteínas y evitar problemas de malformación o crecimiento incorrecto del bebé. Además tienen potasio y magnesio que ayudan a la correcta contracción de los músculos. La frambuesa es de bajo valor calórico y muy rica en fibra y potasio.

Ingredientes

- 1 taza de frambuesas
- 3 cucharadas de yogurt griego sin grasa
- ½ taza de leche de almendra
- 2 cucharadas de ajonjolí
- ¼ de taza de amaranto tostado natural

Preparación

Lava y desinfecta las frambuesas y licualas con el yogurt griego, la leche de almendra y el ajonjolí. Al final agrega amaranto.

Durante el embarazo se necesitan consumir 600 mcg y en la lactancia 500 mcg

Ingrediente estrella

Jengibre

Tiene gingerol, sustancia que se ha estudiado mucho y que disminuye las náuseas durante el embarazo, siendo seguro su consumo durante esta etapa.

Ingredientes

- 4 zanahorias
- 1 taza de espinacas
- 3 ramas de perejil
- ¼ de aguacate
- 5 cm de jengibre fresco

Preparación

Lava y desinfecta todos los ingredientes y pásalos por el extractor.

Ingrediente estrella

Hinojo

Ayuda a controlar las náuseas, los mareos y a mejorar la digestión. Durante el embarazo, las hormonas relajan los músculos del aparato digestivo, incluso la válvula del esófago. Por eso los ácidos del estómago suben más fácilmente por el esófago, el hinojo ayuda a reducir la acidez estomacal y disminuye la producción de gases en el intestino, por lo tanto desinflama el abdomen.

Ingredientes

- ½ bulbo de hinojo
- 1 taza de leche de almendra
- 2 cucharadas de polvo de acai
- 1 cucharadita de cúrcuma
- 1 cucharadita de chía

Preparación

Lava y desinfecta el bulbo de hinojo y muélelo con los demás ingredientes en la licuadora.

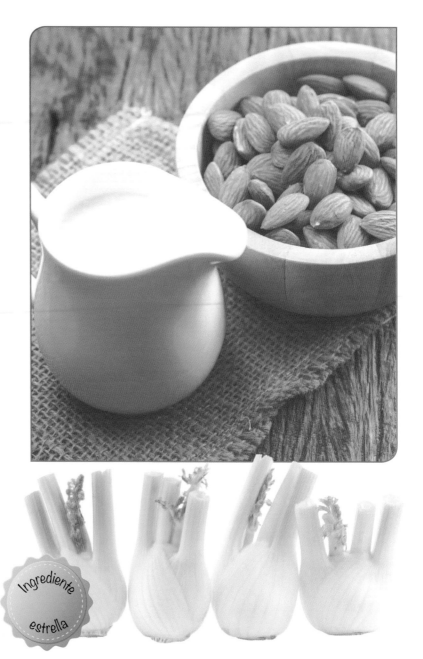

Ingrediente estrella

Jugo antigripal

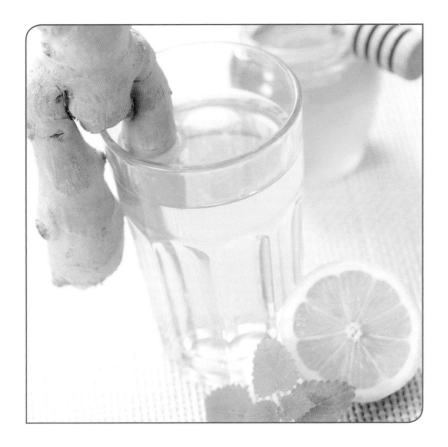

Este jugo te ayuda a disminuir los síntomas de gripa durante el embarazo ya que no puedes tomar antibióticos. La combinación de jengibre, limón, miel y canela ayudan a descongestionar y a disminuir el dolor de garganta.

Ingredientes

* Jugo de 1 limón
* 2 rodajas de jengibre fresco de 5 cm
* 1 cucharadita de miel de abeja
* 1 cucharadita de canela en polvo

Preparación

Pela y pasa el jengibre por el extractor, mezcla el jugo obtenido con el del limón y combina con la miel de abeja y la canela.

Para incrementar su efecto curativo deberás agregar 1 diente de ajo y 1 cucharadita de hojas de romero.

40 y más

La expectativa de vida ha aumentado notablemente en las últimas décadas. En 1900 era de 47 años y hoy es de 70 o más. A los cuarenta años llega la verdadera madurez, pero con ella también llegan cambios físicos y psicológicos.

Uno de los primeros cambios que se presentan es el relacionado al peso. Cada diez años el metabolismo disminuye 5%, eso hace que perder peso sea más difícil y subirlo más fácil. A partir de los 40 años se inicia una disminución en la masa muscular que se acompaña de un aumento de grasa, esto disminuye la fuerza muscular y la capacidad aeróbica al hacer ejercicio y también disminuye la flexibilidad.

Además, los cambios hormonales empiezan a acelerarse y los problemas de salud derivados de estos cambios comienzan a aparecer.

Con la pérdida de estrógenos, los huesos se hacen más porosos, ésto sumado a la deficiencia de calcio y vitamina D por malnutrición, el consumo de tabaco, alcohol y cafeína y la vida sedentaria, aumenta drásticamente el riesgo de desarrollar osteoporosis.

Con la edad, las articulaciones pierden flexibilidad y se vuelven más rígidas. Disminuye la producción de colágeno, proteína que aporta resistencia y flexibilidad a todos los tejidos de nuestro cuerpo. La pérdida de colágeno trae como consecuencia la aparición de varices, arrugas, caída de cabello y hasta de dientes.

Uno de los sistemas afectados por la edad es el sistema cardiovascular ya que el corazón aumenta de tamaño, de 1 a 1.5 gramos por año a partir de los cuarenta, también aumenta la grasa pericárdica al igual que la concentración de lipofiscina, un pigmento que es producto del estrés oxidativo causado por el envejecimiento. Esto sumado al aumento del colesterol y triglicéridos, producto del desbalance hormonal, aumenta el riesgo de desarrollar enfermedades cardiovasculares.

Otro sistema que comienza a alterarse en esta etapa de la vida es el gastrointestinal. El primer cambio ocurre en la cavidad bucal, empieza a haber retracción de encías, cambios en el gusto por pérdida de papilas y baja producción de saliva, mala masticación y con ello mala digestión de nutrimentos. Empieza también a disminuir la presión del esfínter esofágico, aumentando el riesgo de reflujo y gastritis.

En el estómago se disminuye la producción de pepsina y se enlentece la renovación celular de la mucosa al igual que la motilidad, lo que causa retraso en el vaciamiento gástrico disminuyendo el apetito y aumentando el riesgo de desnutrición y pérdida de masa muscular.

La función urinaria también se puede ver alterada por la edad, ya que el tejido renal se reduce y los vasos sanguíneos que irrigan el riñón se endurecen, haciendo más lenta su función.

Estos son algunos cambios asociados a los 40 y más y para aminorarlos te compartimos los mejores jugos.

Ingredientes estrella:
Camote, brócoli, zanahoria, frutos rojos, uva negra, arándanos, queso cottage descremado, almendras, maca, cacao, jengibre, cúrcuma, soya, hemp.

Camote

Excelente fuente de vitamina B6 que ayuda a descomponer la homocisteína, sustancia que favorece el endurecimiento de las arterias, reduciendo el riesgo de enfermedad cardiovascular. Además, contiene potasio que disminuye la presión arterial. Tiene manganeso, mineral que ayuda a digerir y metabolizar mejor los carbohidratos, por eso es ideal para las personas que viven con diabetes. Es rico en betacarotenos que disminuyen el riesgo de desarrollar cáncer de mama en mujeres premenopáusicas.

Ingredientes

- 1 camote amarillo crudo
- 5 hojas de espinaca
- 5 hojas de kale
- 5 hojas de lechuga

- 3 tallos de apio
- 3 ramas de perejil
- 1 manzana
- 1 rebanada de piña

Preparación

Lava y desinfecta todos los ingredientes. Pela el camote y pásalo por el extractor junto con los demás ingredientes.

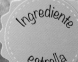

Ingrediente estrella

Brócoli

Tiene muchos antioxidantes e importantes propiedades anticancerígenas que se potencian con su contenido de vitamina A, C y E, zinc y potasio. Su contenido de luteína disminuye el riesgo de degeneración macular relacionada con la edad. Contiene glucosinolatos que activan, neutralizan y eliminan las toxinas del cuerpo.

Ingredientes

- 1 cabeza de brócoli
- 2 kiwis
- 1 pera

- 5 hojas de salvia
- 5 hojas de menta
- 1 taza de agua de coco

Si tienes hipotiroidismo consume el brócoli cocido.

Preparación

Lava y desinfecta todos los ingredientes, pásalos por el extractor mezclándolos con el agua de coco.

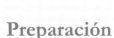

Ingrediente estrella

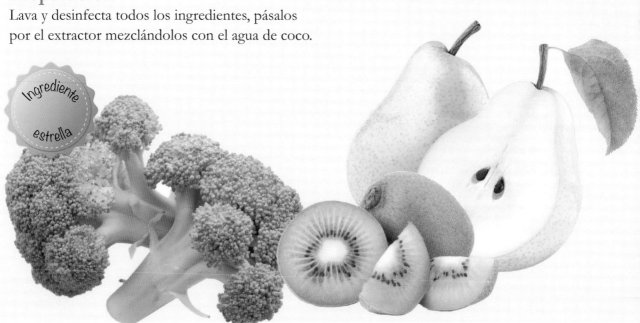

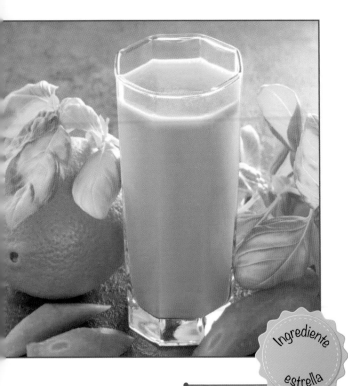

Zanahoria

Alto contenido en betacaroteno, antioxidante que se convierte en vitamina A, que ayuda a proteger la piel de los daños del sol y los radicales libres y a regenerar los tejidos corporales. Además, esta vitamina ayuda a la vista, manteniendo sana la conjuntiva (membrana transparente que cubre la porción anterior del globo ocular) y contribuye a la formación de la rodopsina (pigmento rojizo sensible a la luz que se encuentra en los bastones retinales).

Ingrediente estrella

Ingredientes

* 1 rebanada de papaya
* 2 jitomates
* 4 zanahorias
* Jugo de 1 naranja
* Jugo de 1 lima
* ½ cucharadita de pimienta de cayena

Preparación

Quita las semillas a la papaya (y si tienes problemas de colon, también al jitomate). Extrae el jugo de los cítricos con un exprimidor y el de la zanahoria en extractor. Combina todo.

El licopeno que contienen la papaya y el jitomate protegen la piel contra los efectos dañinos del sol y la contaminación. La vitamina C de la naranja y la lima es potente antioxidante. La pimienta de cayena además de ser antioxidante, ayuda a la producción de endorfinas, mejora la digestión (estimulando la producción de ácido gástrico) y tiene efecto laxante.

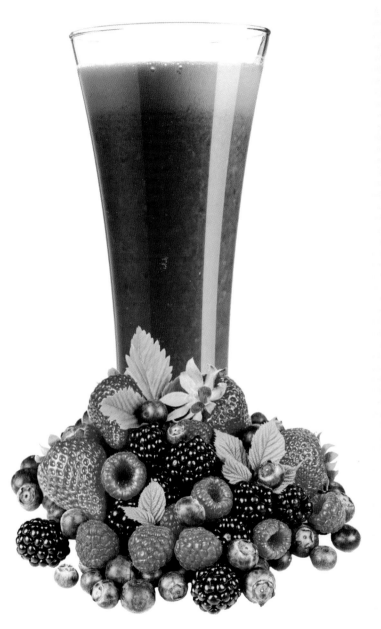

Frutos rojos

Todos son ricos en flavonoides, los cuales ayudan a retardar el deterioro cognitivo propio de la edad adulta. Además son potentes antioxidantes y antiinflamatorios que ayudan al cuerpo a eliminar toxinas, lo que se traduce en menor cansancio y mayor vitalidad.

Ingredientes

- 10 frambuesas
- 10 moras azules
- 10 fresas
- 10 zarzamoras
- 3 zanahorias
- 1 manojo de perejil
- ¼ de bulbo de hinojo

Preparación

Lava y desinfecta todos los ingredientes. Pasa por el extractor las zanahorias, el hinojo y el perejil y combínalo en una licuadora con los frutos rojos agregando agua hasta incorporar bien.

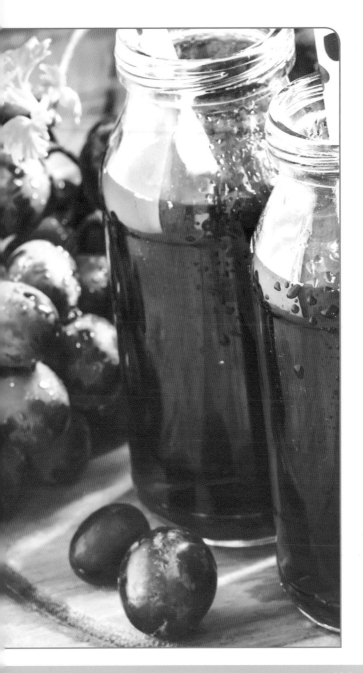

Uva negra

Tiene una alta concentración de antioxidantes y flavonoides que favorecen la salud cardiovascular, manteniendo los vasos sanguíneos desinflamados y tonificados, lo cual se relaciona también con una menor propensión a formar venas varicosas. Las uvas negras tienen vitamina A, B_1, B_2, C y E, potasio, fósforo y manganeso. Son las que tienen mayor concentración resveratrol, el antioxidante más fuerte que nos defiende de los radicales libres causantes del envejecimiento prematuro.

Ingredientes

- 2 tazas de uvas negras
- ¼ de col morada
- 1 manzana
- 1 tallo de apio
- 3 cm de raíz de jengibre fresco
- 1 limón
- 1 cucharadita de vinagre de manzana

Preparación

Lava y desinfecta todos los ingredientes, pásalos por el extractor.

Arándano

Contienen proantocianidinas, sustancias que evitan que bacterias como *E. Coli* se adhieran a las paredes de las vías urinarias, una de las principales causas de las infecciones. También tienen oligoelementos como el manganeso y el selenio que activan enzimas protectoras contra los radicales libres. Su aporte de ácidos orgánicos, taninos y vitaminas A y C los convierte en grandes aliados antienvejecimiento. Acidifican el pH de la orina ayudando a curar ciertas infecciones.

Ingredientes

* 1 taza de arándanos rojos naturales (no deshidratados)
* 2 pepinos
* 10 hojas de hierbabuena

Preparación

Lava y desinfecta todos los ingredientes y pásalos por el extractor.

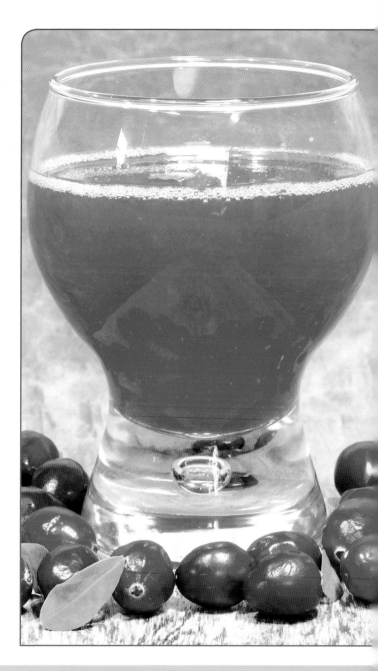

Queso cottage

Fuente de proteínas de alto valor biológico, es decir, que aportan todos los aminoácidos esenciales, responsables de la formación de tejidos y masa muscular. Con alto porcentaje de caseína, proteína de lenta dispersión que trabaja más tiempo sobre los músculos ayudando a su reparación y generación. También contiene calcio, mineral indispensable para frenar el proceso de osteoporosis.

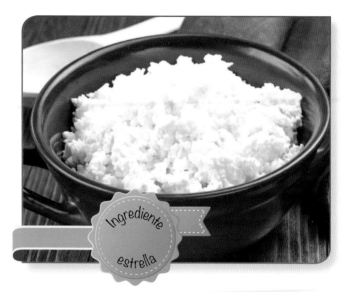

Ingredientes

* ½ taza de queso cottage descremado o de yogurt natural descremado
* 15 fresas
* 15 zarzamoras
* 2 cucharaditas de chía
* ½ cucharadita de canela en polvo
* 1 taza de leche de arroz

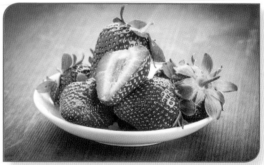

Preparación

Lava y desinfecta las fresas y las zarzamoras. Licúa todos los ingredientes hasta mezclar bien. Si es necesario agrega un poco de agua.

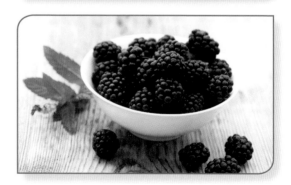

Almendras

Ricas en proteínas vegetales y en grasa, principalmente ácido oleico, cardioprotector potente. Aporta vitamina E la cual es antioxidante y previene enfermedades relacionadas con la edad. Además, las almendras nutren al sistema nervioso, lo que activa al cerebro y evita la demencia senil.

Ingredientes

- 20 almendras
- ½ plátano
- 1 taza de leche de almendras
- 1 cucharadita de néctar o miel de agave
- ½ cucharadita de semillas de cardamomo

Preparación

Pon todos los ingredientes en la licuadora hasta que se incorporen bien. Puedes añadir un poco de hielo y más agua para darle una textura diferente. También puedes espolvorear al final un poco de canela o de cacao natural triturado.

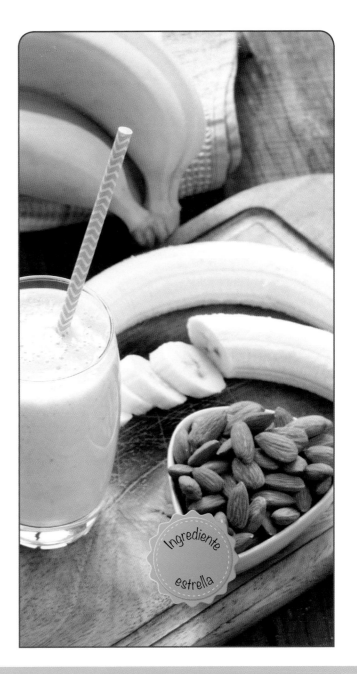

Ingrediente estrella

Maca

Excelente fuente de proteínas vegetales y de esteroles, los cuales estimulan el sistema inmunológico. Es rica en vitaminas del complejo B, lo que la hace excelente complemento para dar energía y vitalidad. Es una raíz que regula el sistema endócrino, principalmente el de las mujeres.

Ingredientes

- 1 cucharadita de maca en polvo
- 4 zanahorias

- 5 hojas de kale
- 10 hojas de espinaca
- Jugo de 2 naranjas

- 1 manzana
- 1 taza de té de hierbabuena frío

Preparación

Licúa todos los ingredientes hasta que estén integrados.

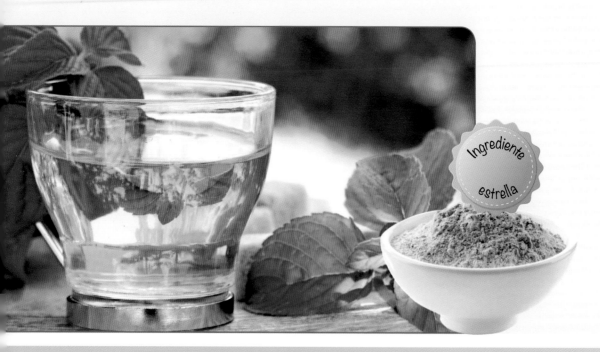

Ingrediente estrella

Cacao

Rico en flavonoides, que detienen la pérdida de memoria provocada por cambios fisiológicos. Contiene magnesio que ayuda a reconstruir la masa muscular y en calcio para los huesos. Aporta vitamina C, antioxidante que fortalece el sistema inmune y que es precursor de colágeno para nutrir piel, cabello, huesos, articulaciones. Además de fibra, el cacao contiene triptófano, aminoácido que estimula la producción de serotonina, un neurotransmisor que ayuda a controlar la ansiedad e induce al sueño.

Ingredientes

- 20 pepitas de cacao tostado o 2 cucharadas de cacao nibs
- 1 plátano
- 1 taza de leche de almendra
- ½ cucharadita de canela en polvo
- 1 cucharadita de cocoa

Preparación

Coloca los ingredientes en la licuadora y mezcla hasta incorporar bien, si es necesario añade un poco de agua o más leche.

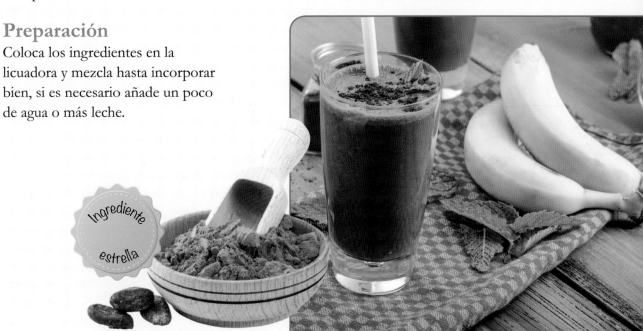

Ingrediente estrella

Jengibre

Raíz con propiedades desinflamatorias que ayuda a disminuir dolores artríticos y reumatoides. Si se consume fresco, disminuye mareo, náuseas, gases y vómito. Es clave para curar gripas y resfriados. Al tener poder antibacteriano, ayuda a eliminar a la bacteria *H. Pylori*, causante de úlceras y gastritis.

Ingredientes

- 5 cm de raíz natural de jengibre
- 5 hojas de kale

- 2 tazas de sandía picada
- 1 taza de infusión de salvia (5 hojas)

Preparación

Prepara la infusión de salvia utilizando 5 hojas de salvia natural y 1 taza de agua hirviendo, déjalas que hiervan por 2 minutos, retira del fuego y enfría. Lava y desinfecta las hojas de kale. Coloca en la licuadora la taza de infusión de salvia ya fría y mezcla con los demás ingredientes.

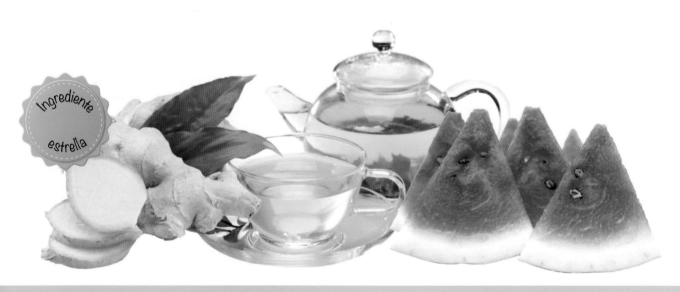

Ingrediente estrella

Cúrcuma

Contiene proteína, fibra, terpenos y cetonas sesquiterpénicas (tumeronas), vitaminas y minerales pero, sobre todo, curcumina y curcumoides que mejoran el daño en hígado y piel. Tiene acción antioxidante, antiinflamatoria, antiviral, antifúngica y anticancerígena por lo cual actua frente a padecimientos como diabetes, cáncer, artritis, hiperlipidemias, alergias y Alzheimer.

Ingredientes

- 5 cm de raíz natural de cúrcuma
- 4 zanahorias
- 2 rebanadas de piña

- 1 taza de fresas
- 5 hojas de espinaca
- 1 pepino

Preparación

Lava y desinfecta los ingredientes. Pasa todo por el extractor.

Ingrediente estrella

Soya

Es rica en isoflavonas, fitoestrógenos que actúan como estrógenos y antiestrógenos vegetales que complementan los que se producen en los ovarios; ayudan a prevenir la osteoporosis, actúan como antioxidantes que protegen contra el cáncer de mama y se ha visto que ayudan a controlar los niveles de colesterol en sangre.

Ingredientes

- 50 g de tofu suave
- 1 taza de agua de coco
- 1 taza de espinacas

- 1 pera
- 2 cucharaditas de miel de abeja o de agave

Preparación

Lava y desinfecta los ingredientes. Quita las semillas a la pera y coloca todo en la licuadora. Bate hasta obtener una mezcla homogénea.

Puedes sustituir el tofu por proteína de soya en polvo o lecitina de soya.
Elige opciones hechas con soya orgánica y no modificada genéticamente. La espinaca contiene luteína, la mejor sustancia conocida para prevenir la degeneración macular.

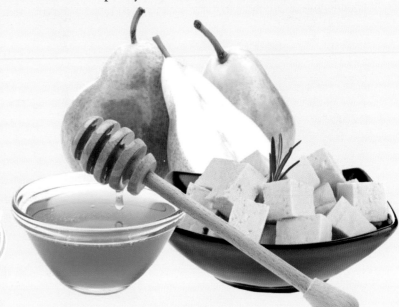

Hemp o cáñamo

Contiene proteínas completas, ácidos grasos esenciales (omega 3 y 6), fibra soluble, vitaminas (A, B1, B2, D y E), magnesio, zinc, calcio y hierro. Esta combinación de nutrientes ayuda a la recuperación y transporte de oxígeno hacia las células.

Ingredientes

- 4 rebanadas de piña miel
- jugo de 2 naranjas

- 1 taza espinaca o kale
- 50 g de proteína de hemp en polvo

Preparación

Lava y desinfecta los ingredientes. Coloca todo en la licuadora y mezcla. Puedes agregar un poco de agua o agua mineral.

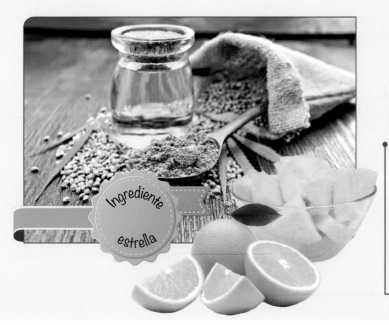

Ingrediente estrella

En esta etapa de la vida necesitamos más minerales y ácidos grasos esenciales que ayuden a que la piel mantenga e incremente su tono muscular. La piña ayuda a desinflamar el cuerpo que junto con la vitamina C del jugo de naranja ayudarán a mejorar la producción de colágeno. Puedes sustituir la proteína en polvo por 2 cucharaditas de aceite de hemp.

Niños y adolescentes

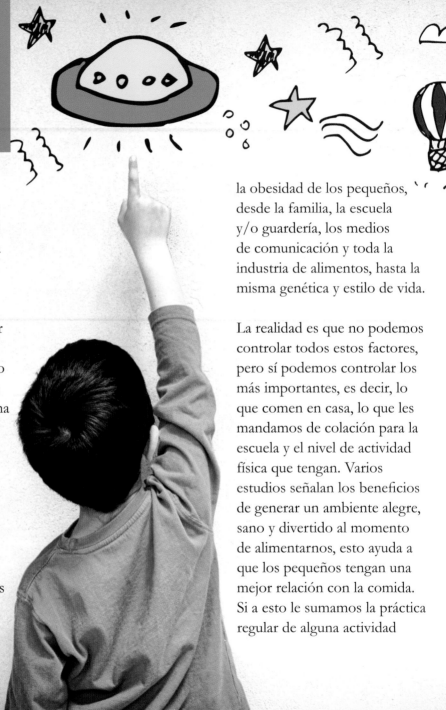

En México, una tercera parte de los niños entre 5 y 11 años de edad tienen sobrepeso y/o obesidad, esto de acuerdo a la Encuesta Nacional de Salud y Nutrición del año 2012 (Ensanut 2012), colocando a nuestro país en el cuarto lugar a nivel mundial. La obesidad es una situación que ha dejado de ser un simple problema de imagen para convertirse en una cuestión de salud y economía mundial.

El sobrepeso y la obesidad se definen como el "exceso de grasa corporal", esto de acuerdo a la edad, sexo, estatura y condición física de cada persona. Existen muchos factores que influyen en el desarrollo del sobrepeso y la obesidad de los pequeños, desde la familia, la escuela y/o guardería, los medios de comunicación y toda la industria de alimentos, hasta la misma genética y estilo de vida.

La realidad es que no podemos controlar todos estos factores, pero sí podemos controlar los más importantes, es decir, lo que comen en casa, lo que les mandamos de colación para la escuela y el nivel de actividad física que tengan. Varios estudios señalan los beneficios de generar un ambiente alegre, sano y divertido al momento de alimentarnos, esto ayuda a que los pequeños tengan una mejor relación con la comida. Si a esto le sumamos la práctica regular de alguna actividad física en familia como puede ser jugar fútbol, salir a andar en bici, patinar o bailar, estaremos dejándoles la mejor herencia a nuestros niños y niñas: un estilo de vida saludable, el cuál se pasará de generación en generación hasta lograr revertir los niveles de sobrepeso y obesidad.

Algunos de los problemas de salud que se derivan del sobrepeso y la obesidad son, la presión arterial alta, diabetes mellitus tipo 2, estreñimiento e inflamación crónica, baja de defensas, dificultad para regular el sueño, entre otras enfermedades crónico degenerativas que antes sólo se presentaban en adultos.

Hoy tenemos niños enfermos que no les gustan las verduras y frutas (fuente de vitaminas y minerales esenciales para la salud) y que prefieren los dulces y las golosinas, así que el reto es aún mayor. Una manera divertida, rica y nutritiva de hacer que nuestros pequeños consuman más verduras y frutas son los jugos, licuados y *smoothies*, que para ellos deben ser divertidos, ricos y con texturas diferentes, por eso te recomendamos que utilices diferentes ingredientes para decorar, vasos o tazas de tamaños y colores diferentes y que les pongas nombres divertidos como los que te presentamos a continuación.

Ingredientes estrella:
Zanahoria, betabel, espinaca, kiwi, plátano, fresa, manzana.

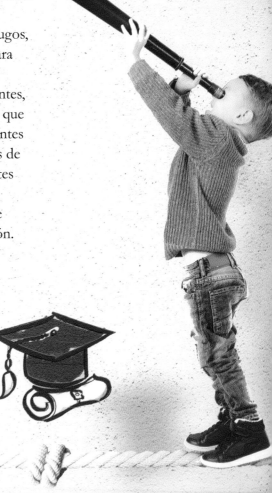

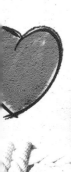

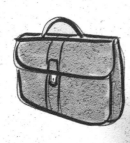

Súper héroe

La zanahoria es un súper héroe porque tiene la capacidad de salvar a cualquier niño de caer enfermo. Son una mina de oro de nutrientes, tienen 490 fitoquímicos, los cuales ayudan a que nuestro cuerpo funcione mejor. Los fitoquímicos son sustancias bioactivas naturales que actúan como antioxidantes, protegen contra el cáncer y la inflamación celular, entre muchas otras cosas. Las zanahorias mantienen las defensas del cuerpo muy altas, son aliadas de la buena vista y tienen pocas calorías. Además regulan los trastornos digestivos causados por parásitos. El jugo de zanahoria ayuda a limpiar el hígado, estabilizar la glucosa en la sangre, reduce las infecciones y ayuda a fijar el calcio en los huesos.

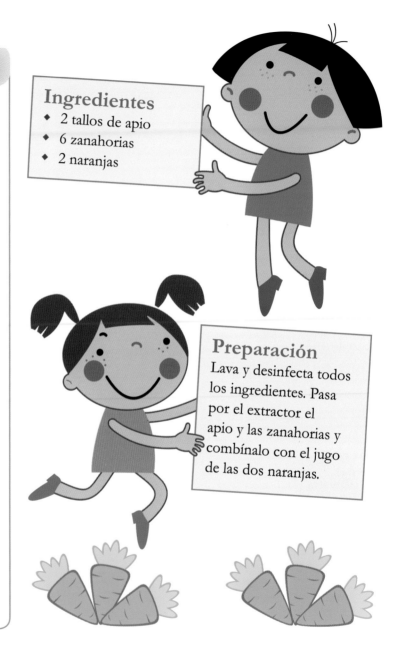

Ingredientes

- 2 tallos de apio
- 6 zanahorias
- 2 naranjas

Preparación

Lava y desinfecta todos los ingredientes. Pasa por el extractor el apio y las zanahorias y combínalo con el jugo de las dos naranjas.

Ingredientes

- 10 hojas de espinaca
- 2 naranjas
- 1 limón
- 2 cucharaditas de miel de abeja

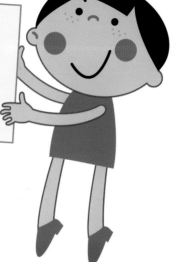

Preparación

Lava y desinfecta las hojas de espinaca. Exprime el jugo de las dos naranjas y del limón y mezcla con las hojas de espinaca y la miel de abeja en la licuadora. Agrega agua si es necesario.

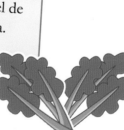

Popeye era fuerte, porque comía muchas espinacas. Éstas ayudan a que la sangre esté llena de oxígeno, gracias a que aportan hierro, mineral esencial en la formación de glóbulos rojos, encargados de transportar el oxígeno por la sangre. Recuerda que las verduras de hoja verde aportan mucho hierro, pero para que nuestro cuerpo lo absorba necesitamos consumirlas acompañadas de alimentos ricos en vitamina C como las naranjas y el limón. Puedes cambiar las espinacas o mezclarlas con hojas de acelga, berro o kale que también son muy ricas en este mineral.

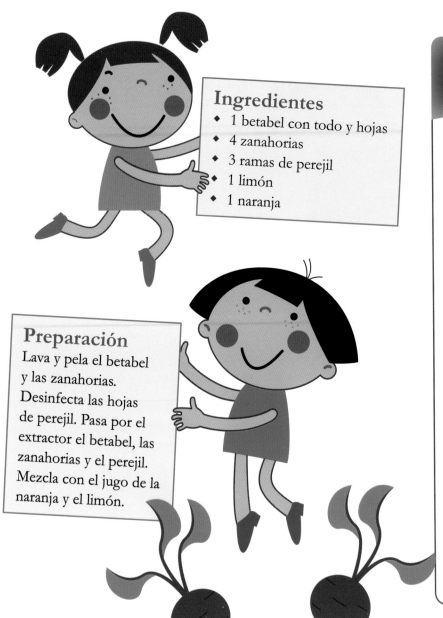

Ingredientes

- 1 betabel con todo y hojas
- 4 zanahorias
- 3 ramas de perejil
- 1 limón
- 1 naranja

Preparación

Lava y pela el betabel y las zanahorias. Desinfecta las hojas de perejil. Pasa por el extractor el betabel, las zanahorias y el perejil. Mezcla con el jugo de la naranja y el limón.

Vampiro volador

Si quieres que tus hijos tengan una sangre siempre joven y saludable, dáles este jugo que aporta fósforo, azufre, potasio, elementos alcalinos y un elevado contenido de vitamina A. Esta composición es uno de los mejores constructores de células de la sangre. El potasio que contiene el betabel ayuda a realizar todas las funciones fisiológicas del cuerpo, también tiene cloro en dosis perfectas para ayudar a eliminar las toxinas del hígado, los riñones y la vesícula biliar, manteniendo activo el sistema linfático de todo el cuerpo.

Robot regulador

Este jugo es como un robot regulador, ya que ayuda a regular la digestión. El kiwi tiene una enzima llamada actinidina que mejora el tránsito intestinal, proporciona cantidades importantes de fibra soluble, que ayuda a normalizar los niveles de colesterol y evita el estreñimiento. Además, es una fruta con mucha vitamina C y E, dos antioxidantes que ayudan a desinflamar el intestino.

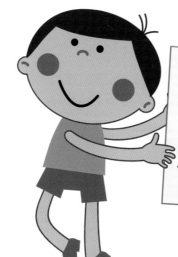

Ingredientes
- 2 kiwis
- 1 pera
- ½ aguacate
- 1 taza de agua de coco
- 2 cucharadas de semillas de chía

Preparación
Pela los kiwis y licúa junto con la pera, el aguacate, el agua de coco y las semillas de chía hasta mezclar bien. Añade un poco de agua natural si lo quieres más diluído o por el contrario un poco de hielos si lo quieres hacer tipo *smoothie* o frappé. También puedes darle un toque más divertido cambiando el agua de coco por leche descremada o leche de almendra.

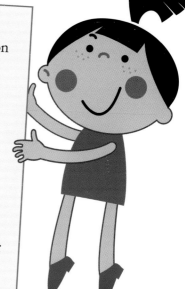

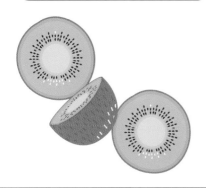

Mago de los sueños

Este licuado es el mago de los sueños porque hará que los pequeños caigan en un sueño profundo y reparador. El plátano aporta triptófano, un aminoácido que estimula la producción de serotonina, neurotransmisor responsable de "hacernos sentir bien", de mantenernos en estado de relajación, además de regular el sueño. Niveles bajos de serotonina pueden producir insomnio, depresión, apetito descontrolado, compulsión para comer dulces y carbohidratos y agresividad en algunos casos. La leche también aporta triptófano, al igual que la crema de cacahuate, el queso, huevo, pollo, pavo y pescado, entre otros.

Ingredientes

- ½ plátano
- 1 cucharada de crema de cacahuate
- 1 taza de leche descremada
- 6 mitades de nuez

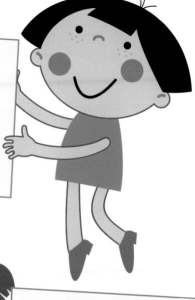

Preparación

Licúa todos los ingredientes y si quieres puedes agregar un poco de canela o hielo para darle más textura. También puedes cambiar la leche descremada por leche de almendras o arroz o de coco en caso de intolerancia a la lactosa.

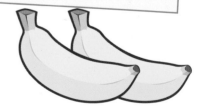

Ingredientes

- 10 fresas
- 2 naranjas
- 1 limón
- 3 hojas de hierbabuena
- 10 almendras
- 1 taza de agua de coco

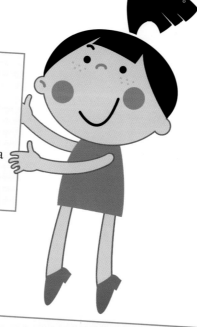

Este es el jugo defensor ya que su aporte de vitamina C es tan alto que ayudará a que tu hijo no se enferme. Cada 100 gramos de fresas contienen 60 mg de vitamina C, un poco más que las naranjas. Con 200 mg diarios se puede reducir la duración de una gripa en 14%.

Preparación

Lava y desinfecta las fresas y las hojas de hierbabuena. Muele en la licuadora las fresas, las hojas de hierbabuena, las almendras, el agua de coco y el jugo de las dos naranjas y el limón. Puedes agregar un poco de hielo o cambiar el agua de coco por leche descremada o de almendra, coco o arroz en caso de intolerancia a la lactosa.

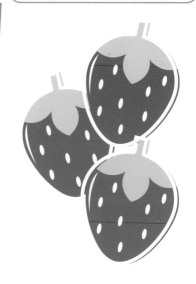

Ingredientes

- 1 manzana
- 3 cucharadas de hojuelas de avena
- 3 cucharadas de yogurt natural
- 1 taza de leche de almendra
- 1 cucharadita de aceite de coco

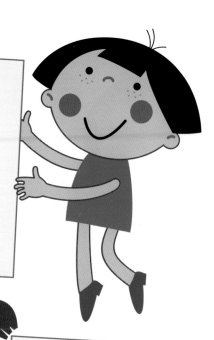

Preparación

Lava y desinfecta la manzana, pícala en trozos medianos conservando la cáscara. Muele en la licuadora todos los ingredientes y si es necesario agrega un poco de agua natural para mezclar bien.

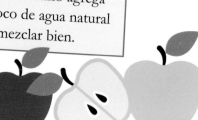

Fuerza interna

La fuerza interna empieza en nuestro sistema digestivo, el cual es el filtro más importante de los nutrientes que deben entrar al torrente sanguíneo para ser repartidos a todas las células. Además, las toxinas deben ser eliminadas diariamente, si esto no sucede el cuerpo empieza a intoxicarse y enfermarse. El aceite de coco es antibacterial, antiviral y antifúngico ya que contiene ácido laúrico, cáprico y caprílico, los cuales eliminan microorganismos patógenos.
Asimismo el yogurt es buena fuente de probióticos que regeneran la flora intestinal.

El mejor amigo BFF

Este licuado se convertirá en el mejor amigo de tus hijos, ya que tiene la combinación perfecta de sabores y nutrimentos que dan energía. Es una bebida completa ya que aporta carbohidratos, proteínas, grasas, vitaminas y minerales, esta es la razón por la que podrás utilizarlo como sustituto de un desayuno cuando no tengas tiempo de prepararles algo más elaborado a tus pequeños.

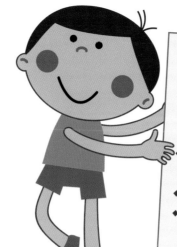

Ingredientes

- ½ taza de blueberries
- ½ plátano
- 1 cucharada de crema de cacahuate
- 1 cucharada de cocoa en polvo
- 1 taza de leche de almendra
- 3 cucharadas de yogurt natural

Preparación

Mezcla todos los ingredientes en la licuadora. Puedes cambiar el yogurt natural por yogurt griego, el cual tiene un porcentaje más elevado de proteína.

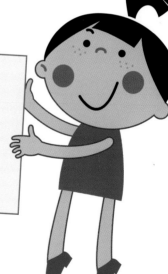

Deportistas

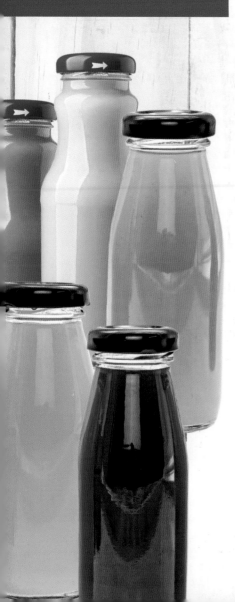

En el mundo deportivo la nutrición del atleta puede ser la diferencia entre ganar o perder. Incluso, el mismo individuo puede rendir más o menos, sentirse mejor o peor de acuerdo con lo que come. Por ello la selección correcta de alimentos y nutrientes es clave. Su alimentación debe ser equilibrada, suficiente en energía y sobre todo, acorde al tiempo, duración y condiciones en las que se practica el ejercicio. A esto último se le conoce como "*timing deportivo*".

Para los deportistas las recomendaciones son similares a las de las población general: dieta basada en hidratos de carbono, acompañados de proteína y grasa. De la misma manera, es necesario el consumo de frutas y verduras para garantizar el aporte adecuado de vitaminas, minerales, fibra y agua. La hidratación es clave ya que el rendimiento, la resistencia y la velocidad se pueden afectar en un estado de deshidratación.

Hidratos de carbono: deben aportar el porcentaje mayor de calorías (entre 50% y el 70%) ya que son la principal fuente de energía y de más fácil disposición en el momento de la actividad física. Se utilizan de inmediato como glucosa y se almacenan para su uso posterior en forma de glucógeno en hígado y músculo. Estas reservas duran entre una y dos horas según la actividad y deben ser repuestas lo antes posible. De hecho, muchas veces la recomendación es no agotarlas.

Los cereales son fuente de carbohidratos (pan, pasta, arroz, tortilla, quinoa, amaranto), los tubérculos (papa, yuca y camote), las leguminosas (frijol, haba, lenteja, garbanzo, soya), las frutas y todo lo que contenga azúcar o sus derivados.

Proteínas: en un deportista las recomendaciones son similares a las de la población en general (entre 10% y 20%

de las calorías diarias). En algunos deportes o situaciones particulares el requerimiento puede estar ligeramente aumentado, pero no es ni debe ser, la base de la alimentación. Son fuente de proteína los productos de origen animal (carne, queso, huevo, pollo, pescado, mariscos) y las leguminosas que aportan proteína vegetal.

Grasas: son indispensables. Aproximadamente entre 20 y 30% de las calorías totales de la dieta deben provenir de grasa. La recomendación es que se beneficie el consumo de grasa de origen vegetal y se limite la de origen animal. Es decir, comer semillas (linaza, chía, almendra, pistache, nuez, nuez de la india, cacahuate), aguacate, aceite de coco, semilla de uva, oliva y canola. Habrá que eliminar crema, mantequilla, lácteos enteros y cualquier alimento que los contenga.

Frutas y verduras: aportan fibra, vitaminas, minerales y agua, fundamentales para el funcionamiento correcto del metabolismo de los atletas. En esta población en especial las necesidades de antioxidantes podrán ser elevadas, debido a la cantidad de radicales libres que se generan durante el ejercicio y estos alimentos lo contienen en abundancia.

Es importante destacar que la dieta del deportista debe apoyar sus horarios de entrenamiento. Por lo tanto debe consumir algo antes (generalmente carbohidratos y grasas) y después del ejercicio (carbohidratos y proteínas) y si la actividad se prolonga más de 60 minutos o es de muy alta intensidad, se deben consumir carbohidratos durante.

Ingredientes estrella:
Plátano, granada, higo, mandarina, agua de coco, jitomate, betabel, amaranto, maca, cacao, jengibre, avena.

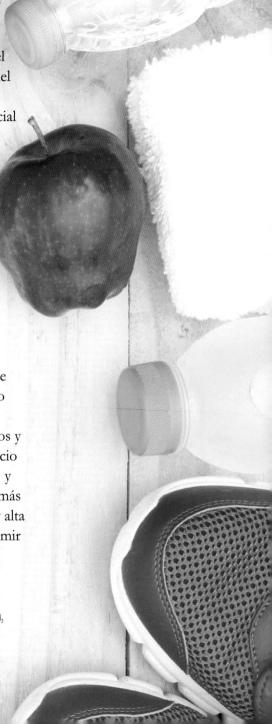

Plátano

Con alto contenido de hidratos de
carbono aporta energía de inmediato.
Conocido por contener potasio que
ayuda a controlar el ritmo cardiaco y
la presión arterial, además de regular
los líquidos corporales previniendo
así la aparición de calambres. Aporta
también magnesio que combate la
fatiga física, vitamina B6, flavonoides,
polifenoles (luteína, zeaxantina,
carotenos beta y alfa) que actúan como
antioxidantes. Mejora el estado de
las fibras nerviosas, el corazón y los
músculos.

Ingredientes

* 1 plátano
* 1 vaso de leche de almendra
* 2 cucharadas de hojuelas de avena
* 5 mitades de nuez

Preparación

Coloca todos los ingredientes en la
licuadora y mezcla. Puedes agregar
unas gotas de extracto de vainilla o una
cucharadita de cacao en polvo o una
pizca de canela molida.

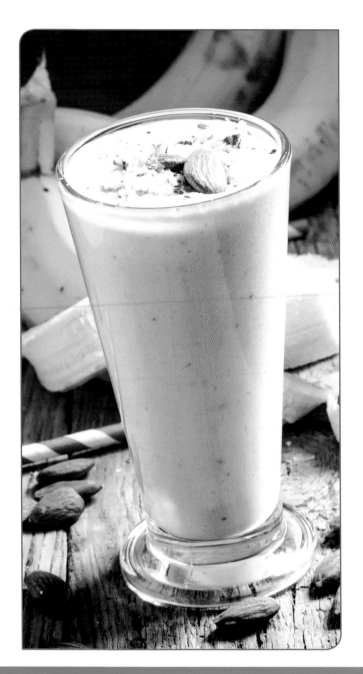

Granada

Contiene ácido elágico,
potente antioxidante que
combate los radicales libres
causantes del daño celular.
De hecho, es considerada
la fruta antienvejecimiento.
Tiene propiedades
antiinflamatorias.

Ingredientes

- 2 granadas rojas
- 2 rebanadas de piña
- 1 cucharada de miel de
  abeja

Preparación

Corta las granadas por
la mitad y extrae su jugo
utilizando el exprimidor
de naranjas. Pon en la
licuadora la piña, el jugo de
granda y la miel. Licúa hasta
mezclar bien y obtener la
consistencia deseada.

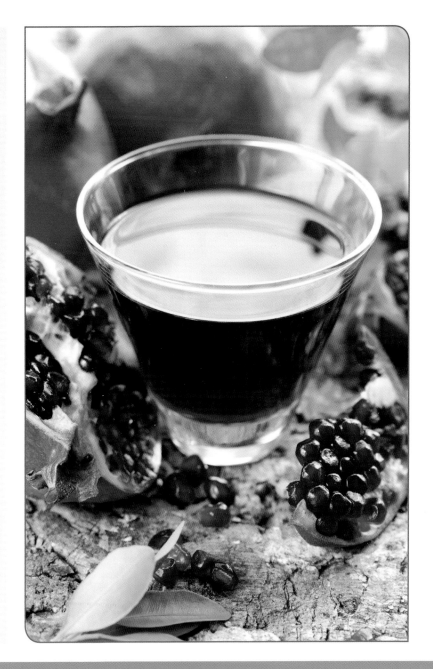

Higo

Alto en fructosa, carbohidrato que se convierte en energía de inmediato, pero que en el caso de los higos se dispersa más lento que otras frutas por su alto contenido de fibra, evitando los picos de glucosa y la disminución posterior de energía. Rico en calcio y selenio (antioxidante y desintoxicante). Tiene un aporte considerable de magnesio, mineral que ayuda a la relajación de los músculos, incluido el cardiaco, bajando la presión arterial.

Ingredientes

- 300 ml de leche de vaca o de almendra
- 3 cucharadas de yogurt natural
- 4 higos
- 1 plátano

Preparación

Lavar los higos y colocar en la licuadora con los demás ingredientes hasta que se mezclen bien. Le puedes agregar hielo y canela o cardamomo.

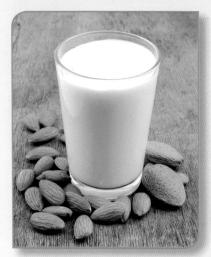
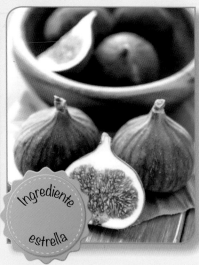

Ingrediente estrella

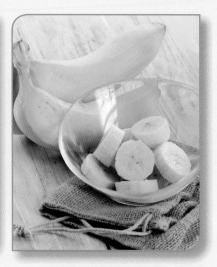

Mandarina

Excelente fuente de vitamina C y flavonoides (ambos con acción antioxidante), ácido fólico y provitamina A. Aporta potasio que regula los líquidos en el cuerpo evitando deshidratación y calambres. La vitamina C ayuda a que se absorba el hierro de los alimentos, previniendo anemia. Tiene efecto alcalinizante en el cuerpo.

Ingredientes

* 3 mandarinas
* 1 mango
* 1 rebanada de papaya

Si no es temporada de mandarinas, puedes sustituirla por naranja.

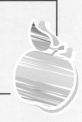

Preparación

Pela las mandarinas y sepáralas en gajos. Quita la cáscara y el hueso al mango. Parte un trozo de papaya y quítale las semillas. Coloca todo el la licuadora y mezcla bien con un poco de agua natural o de coco o hielo.

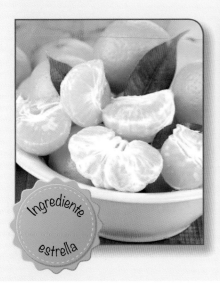

Ingrediente estrella

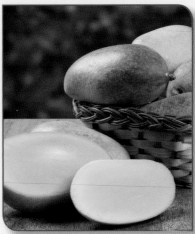

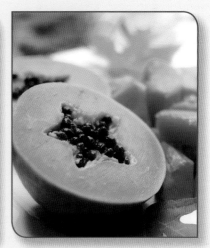

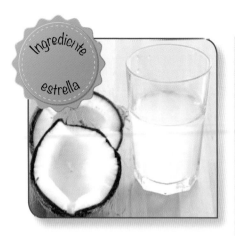

Agua de coco

Baja en calorías, sin grasa y con efecto alcalinizante, minerales como potasio, magnesio, fósforo, zinc, selenio (potente antioxidante que ayuda también a regular los niveles de azúcar en sangre). Estos minerales ayudan a que las reacciones enzimáticas de las células funcionen correctamente. Es rica en citoquinas, hormonas de las plantas que tienen efecto antienvejecimiento y anticáncer.

Ingredientes

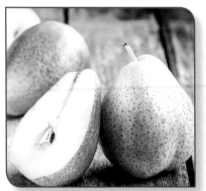

- 1 kiwi
- 2 tazas de espinacas
- ¼ de pepino

- 1 pera
- 330 ml de agua de coco

Preparación

Limpia y desinfecta los ingredientes, pela el kiwi. Mezcla todos los ingredientes en la licuadora.

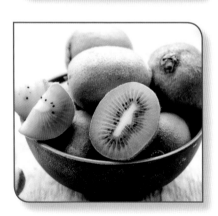

No confundir con la leche de coco. La leche de coco es un líquido con consistencia viscosa hecho con la mezcla de la pulpa del coco con agua. Aporta grasa, proteína y más calorías que el agua de coco.

Jitomate

Además de contener potentes antioxidantes, su alto contenido de vitamina C, E y A ayudan al sistema inmune contra los radicales libres que se generan por la contaminación, estrés, tabaquismo, dietas altas en grasa, exposición al sol y el ejercicio. La vitamina C es precursor de colágeno que a su vez protege a las articulaciones contra alguna lesión, ayuda a la formación de hueso y de glóbulos rojos. Contiene potasio que también es importante para la contracción muscular.

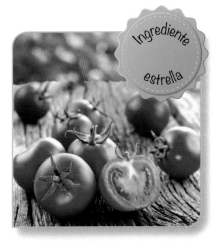

Ingredientes

- 4 jitomates saladet
- Jugo de 1 limón
- Sal y pimienta negra
- 5 ml de aceite de oliva

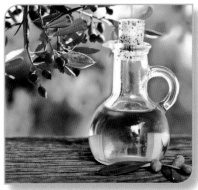

Preparación

Lava los jitomates y colócalos en la licuadora junto con el jugo de limón y agrega agua. Licúa. Agrega poco a poco la cucharadita de aceite de oliva y la pimienta. Escarcha el vaso con sal y sirve el jugo.

El licopeno del jitomate se asimila mejor si está cocido, pero la vitamina C se pierde con el calor, por ello es importante que a veces lo comas crudo y a veces cocido.

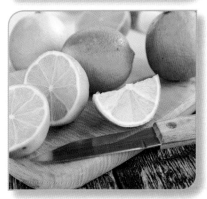

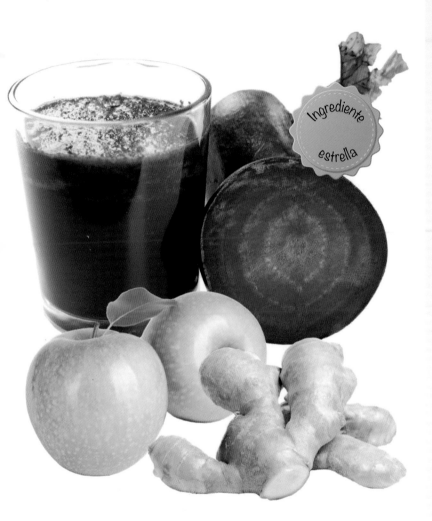

Betabel

Alto en nitratos que en contacto con las bacterias de la saliva se convierte en nitrito y al llegar al estómago en óxido nítrico. El óxido nítrico tiene propiedades vasodilatadoras mejorando la circulación sanguínea y la presión. Al haber mejor circulación los músculos están más nutridos y eso se traduce en mejor desempeño deportivo.

Ingredientes

- 1 betabel
- 2 cm de jengibre
- 1 manzana verde
- 2 ramitas de apio
- Jugo de ½ naranja

Preparación

Lava y desinfecta el apio. Quita la piel al jengibre y al betabel. Retira las semillas de la manzana, pero deja la cáscara. Pasa todo por el extractor y al final combina con el jugo de naranja.

Ingrediente estrella

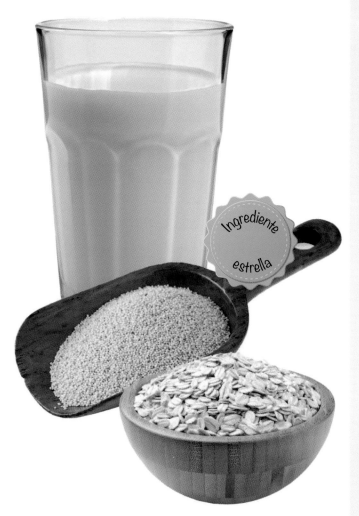

Amaranto

Su elevado aporte de proteína (de entre 15 y 18%) le ha hecho merecedor de la clasificación "pseudocereal" ya que comparte muchas características con los cereales pero la proteína lo hace diferente. Contiene lisina, aminoácido esencial que junto con la arginina, forman proteína y como consecuencia músculo. Además, ayudan en la recuperación de lesiones y la producción de hormonas.

Ingredientes

- 1 taza de leche de vaca o almendra
- 1 cucharada de crema de cacahuate
- ⅓ taza de amaranto
- ⅓ taza de hojuelas de avena
- 1 plátano

Preparación

Mezcla los ingredientes en la licuadora y si hace falta, agrega hielo. Le pedes poner unas gotitas de extracto de vainilla, cardamomo, canela o cacao.

Maca

Reduce la fatiga y aumenta la masa muscular gracias a las macamidas o alcaloides de la maca, que son componentes que actúan en el hipotálamo y las glándulas suprarrenales regulando los niveles hormonales y teniendo efecto energético. Ayuda a combatir el síndrome de fatiga crónica. Es alta en yodo, mineral reconstituyente de las glándulas endocrinas.

Ingredientes

* 1 plátano
* 1 mango
* 1 cucharadita de maca

Preparación

En una licuadora mezcla todos los ingredientes y agrega agua al gusto. También se puede combinar con leche de almendra, arroz, coco o alpiste.

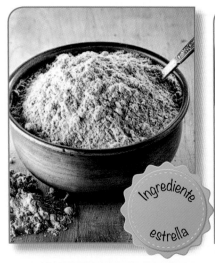
Ingrediente estrella

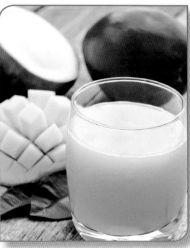

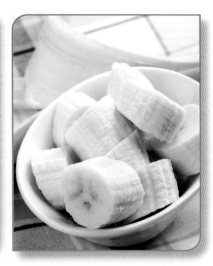

Cacao

Alto en flavanoles epicatequina, catequina y procianidinas que ejercen efecto antioxidante al inhibir la oxidación del colesterol "malo" o de baja densidad. Además generan una disminución en la agregación plaquetaria y la presión arterial. Su contenido de teobromina, sustancia similar a la cafeína, estimula el sistema nervioso central y ayuda a generar energía.

Ingredientes

- 6 zanahorias
- Jugo de 2 naranjas
- 2 cm de jengibre
- 10 pepitas de cacao tostado

Preparación

Lava las zanahorias y pásalas por el extractor junto con el jengibre (sin piel). Combina con el jugo de naranja y guarda un poquito para poder mojar el borde y escarcharlo con el cacao.

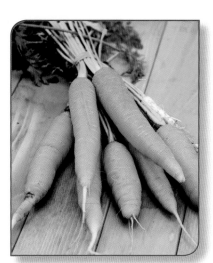
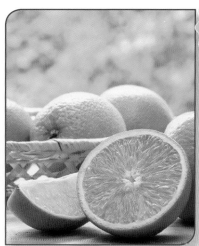
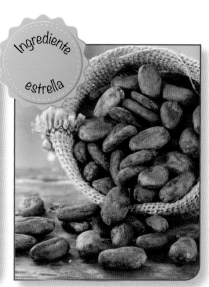

Ingrediente estrella

Jengibre

Se han encontrado propiedades antiinflamatorias en esta raíz gracias al contenido de gingerol, sustancia que permite reducir el tejido inflamado que produce dolor y rigidez. Ayuda a disminuir náuseas y mareos que pueden surgir en atletas después de entrenamientos muy intensos, con giros y piruetas o natación. También ayuda a prevenir problemas gastrointestinales que pudieran presentarse por dietas extremas o nervios.

Ingredientes

- 2 cm de jengibre
- 4 hojas de menta
- Jugo de 3 limones
- 1 pera
- 4 tallos de apio
- ½ cucharadita de bicarbonato

Preparación

Limpia y desinfecta los ingredientes. Quita las semillas a la pera. Pasa el apio y jengibre (sin piel) por el extractor. Mezcla en la licuadora con los demás ingredientes.

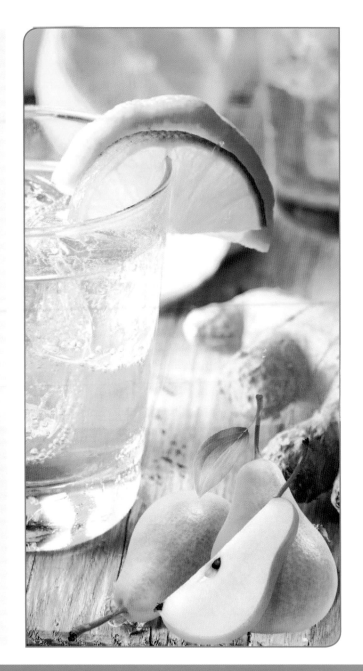

Avena

Entre muchas cualidades (aporta fibra, proteína, potasio, calcio y fósforo) la avena es importante para atletas porque tiene vitaminas del complejo B (B1 y B5) que intervienen en el metabolismo de los hidratos de carbono para que de ellos se pueda obtener más energía. De hecho, su alto contenido de fibra hace que los carbohidratos que contiene se absorban más despacio y el aporte de energía sea por más tiempo.

Ingredientes

* 3 cucharadas de hojuelas de avena
* 1 cucharada de linaza molida
* 1 manzana verde
* ½ cucharada de canela
* 1 taza de leche

Preparación

Quita las semillas a la manzana pero deja la piel. Ponla en la licuadora junto con las hojuelas de avena y la linaza. Mezcla. Si es necesario puedes agregar agua o leche de almendra o agua de coco. Al final, espolvorea la canela.

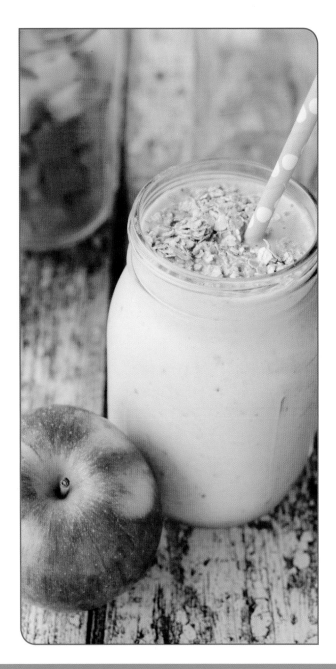

Zona Zen

Cada día parece más difícil tomar conciencia de la experiencia cotidiana de vivir. El estrés nos está superando, en la calle, en el trabajo y en nuestra propia familia vemos mandíbulas apretadas, ceños fruncidos, músculos tensos y respiraciones agitadas, todos síntomas físicos del estrés.

Son tres las etapas como responde nuestro cuerpo ante el estrés. La primera es la de alarma, en la que el cuerpo se prepara para la acción, ya sea combate o escape. Durante esta etapa las glándulas endocrinas liberan hormonas que aumentan la frecuencia cardiaca y la respiración, suben los niveles de glucosa en sangre, aumentan la transpiración, dilatan las pupilas y enlentece la digestión.

La segunda etapa es la de resistencia donde el cuerpo trata de reparar los daños provocados durante la primera etapa. El problema es que si el estrés continúa, el cuerpo se queda en estado de alerta y la etapa dos se bloquea. Al continuar el estrés, se inicia la tercera etapa que es la de agotamiento, como su nombre lo indica, en esta etapa se agotan las reservas de energía del cuerpo y esto trae consecuencias serias como: dolores de cabeza, mandíbula y espalda, asma, úlcera péptica, hipertensión, trastornos premenstruales, o de la piel como cosquilleo, enrojecimiento, psoriasis, sarpullido y granos.

El verdadero problema del estrés es que inhibe la absorción de nutrientes que necesitan muchas de las glándulas que tenemos en el cuerpo para funcionar adecuadamente. Las glándulas endocrinas producen hormonas, mensajeros químicos que activan el funcionamiento de todo nuestro cuerpo. La tiroides es una glándula crucial que controla el ritmo de nuestro metabolismo, el cual si está lento trae consecuencias

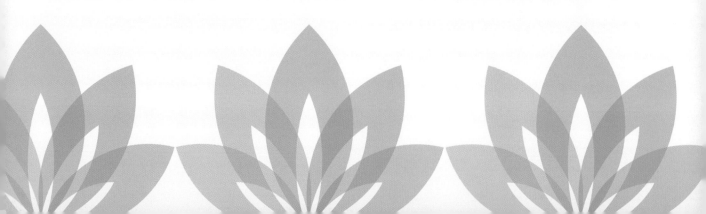

como cansancio, irritabilidad, insomnio y caída de cabello.

Los jugos de esta sección están llenos de nutrientes que pondrán en balance el funcionamiento de todas las glándulas tanto de hombres como de mujeres. Recuerda que instaurar hábitos saludables y llevar una alimentación equilibrada y saludable harán que todo tu cuerpo funcione mjor. Al final "somos lo que comemos".

Tienes muchas opciones para llevar una vida armónica y llena de bienestar, por lo que no podemos dejar de mencionar una de las más importantes, la meditación. Cuando dedicas 5 o 10 minutos o hasta una hora diaria a respirar conscientemente y conectarte contigo mismo, estás invirtiendo en tu salud, pero sobretodo reduces los niveles de estrés. Todo lo que haces influye en tu vida y eso incluye cómo te alimentas. Si

a tus minutos de meditación le sumas alguno de los jugos que aquí te compartimos, te sentirás más enérgico, relajado y vital.

Ingredientes estrella:

Hinojo, lechuga, salvia, plátano, naranja, semillas de girasol, pistaches, aguacate, yogurt, chocolate negro.

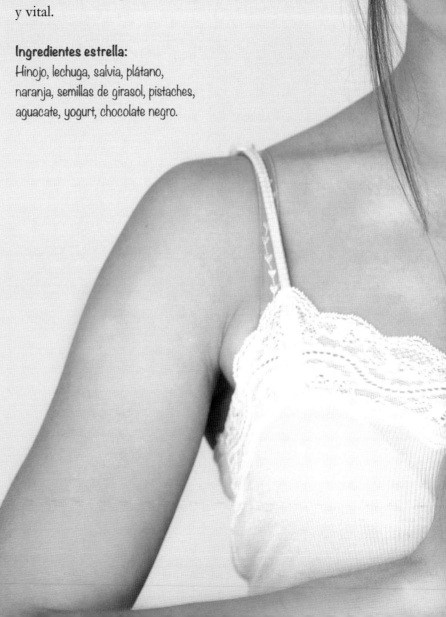

Hinojo

Es una fuente natural de fitoestrógenos que ayudan a reducir los síntomas del síndrome premenstrual y la menopausia. Además ayuda a relajar el sistema digestivo, mejorando la absorción de nutrimentos desde el intestino y disminuyendo los síntomas de colitis nerviosa.

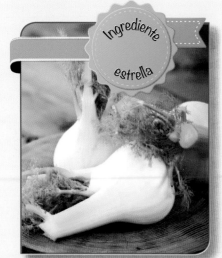

Ingrediente estrella

Ingredientes

- ◆ 2 manzanas
- ◆ 3 hojas de acelga
- ◆ ¼ de bulbo de hinojo

- ◆ 3 ramas de perejil
- ◆ Jugo de 1 limón

Preparación

Lava y desinfecta todos los ingredientes, pásalos por el extractor y al final exprime el jugo del limón.

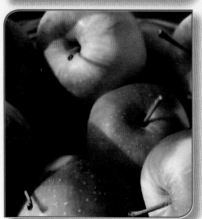

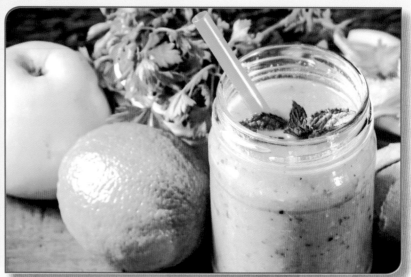

Lechuga

Tiene propiedades sedantes ya que actúa sobre el sistema nervioso, digestivo y glandular. En este último actúa como tónico y estimulador sexual. Todos sus beneficios se deben al contenido de alcaloides que incluyen la asparraguina, lactucina, ácido lactucico y la hiosciamina.

Ingredientes

- 1 lechuga romana
- ½ pepino
- 1 pera
- 3 hojas de hierbabuena

Preparación

Lava y desinfecta todos los ingredientes para pasarlos por el extractor.

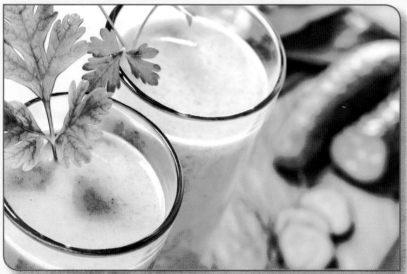

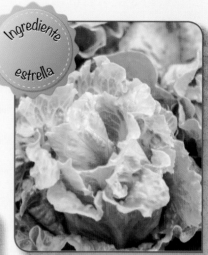

Ingrediente estrella

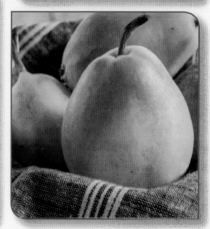

Salvia

Tiene propiedades antiinflamatorias y actúa como relajante muscular. Si el estrés te ha causado alguna tensión muscular, este jugo es para ti. Además, en varios estudios se ha demostrado su acción estrogénica, disminuyendo los síntomas de la menopausia.

Ingredientes

* 10 zarzamoras
* 1 betabel
* 10 hojas de espinaca
* 6 hojas de salvia
* Jugo de 1 limón

Preparación

Lava y desinfecta todos los ingredientes y pásalos por el extractor.

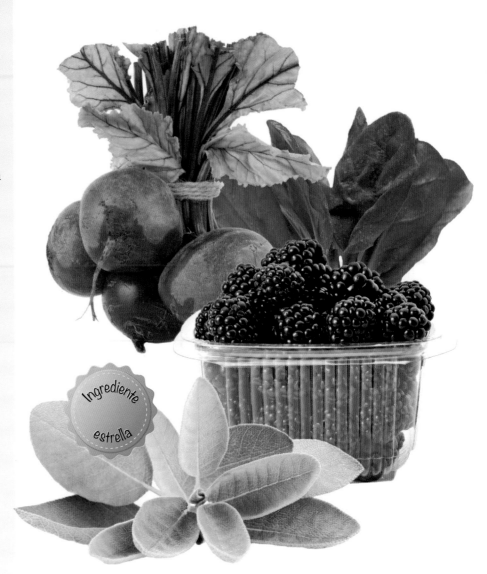

Ingrediente estrella

Plátano

Aporta magnesio, mineral que ayuda a relajar los músculos. Además tiene triptófano que mejora el estado de ánimo, reduce los niveles de estrés y ayuda a conciliar el sueño. Por su aporte de potasio mejora la agilidad mental y disminuye la retención de líquidos. También tiene vitamina B6 que regula los niveles de glucosa en sangre y mejora el estado de ánimo.

Ingredientes

* 1 plátano
* 5 cerezas sin hueso
* 2 cucharadas de chía
* 1 taza de agua de coco

Preparación

Muele todos los ingredientes en la licuadora y si lo deseas añade agrega hielo o cambia el agua de coco por leche de almendra.

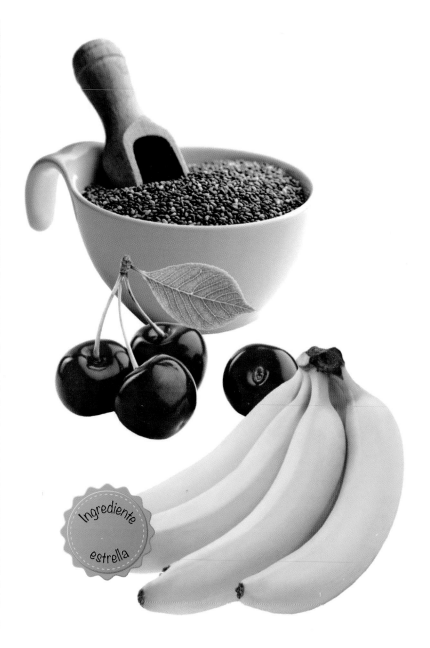

Ingrediente estrella

Naranja

Rica en vitamina C, la cual se agota cuando estamos bajo mucho estrés y su carencia provoca agotamiento. Además, esta vitamina frena el flujo de hormonas producidas por el estrés y mejora el sistema inmunológico para evitar enfermedades.

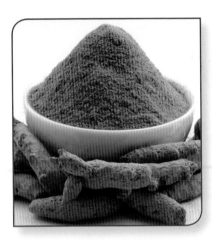

Ingredientes

- 4 zanahorias
- 4 naranjas
- 3 cm de raíz de cúrcuma natural
- 3 cm de raíz de jengibre natural

Preparación

Lava y pela todos los ingredientes y pásalos por el extractor.

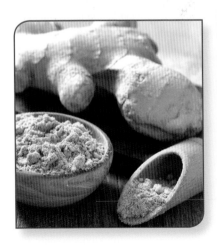

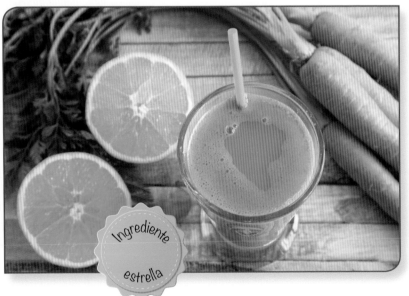

Ingrediente estrella

Semillas de girasol

Contienen betasitoesterol, un derivado de la grasa vegetal al que se le han descubierto propiedades desinflamatorias de la próstata, además de regular el funcionamiento dc las glándulas sexuales masculinas. Su aporte de zinc mejora la producción de testosterona y de prostaglandinas, sustancias que regulan la presión sanguínea y la respuesta inflamatoria del intestino causada por el estrés.

Ingredientes

- 1 rebanada de melón
- 1 naranja o mandarina en gajos
- 2 cucharadas de semillas de girasol (peladas)

- 1 cucharadita de aceite de coco
- 2 cm de jengibre fresco
- 1 taza de agua de coco

Preparación

Muele todos los ingredientes en la licuadora y listo. Puedes agregar un poco de agua para mezclar bien o unos hielos para darle textura. También puedes agregar un poco de canela en polvo para potenciar su sabor.

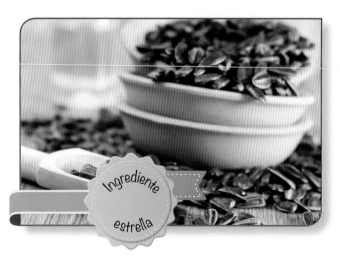

Ingrediente estrella

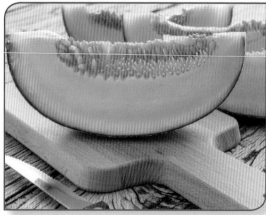

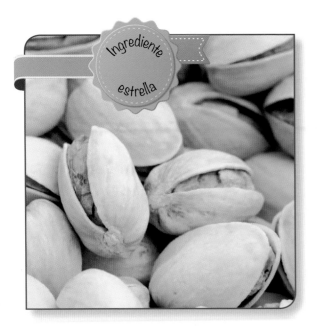

Ingrediente estrella

Pistaches

Son un paquete de fitonutrientes que aumentan la capacidad para elevar los niveles de colesterol saludable (HDL), cuando se consumen como parte de una dieta baja en grasas saturadas. Su consumo reduce la presión arterial y la frecuencia cardiaca en situaciones de estrés. Aportan aproximadamente 310 mg de potasio por porción de 30 g, este mineral ayuda a disminuir la presión arterial y a relajar los músculos que se contraen ante el estrés.

Ingredientes

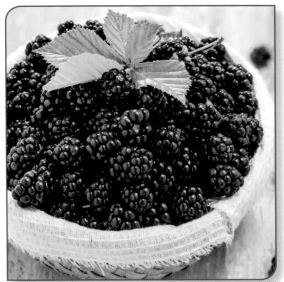

- 5 hojas de espinaca
- 3 hojas de kale
- 20 pistaches sin cáscara y sin sal
- ½ taza de zarzamora o fresa
- 1 manzana verde
- 1 taza de leche de almendra o de arroz

Preparación

Lava y desinfecta la espinaca, kale, blueberries y manzana. Muele todos los ingredientes en la licuadora. Puedes agregar un poco de agua para mezclar bien y si lo deseas un poco de hielo para darle consistencia de *smoothie*.

Aguacate

Alimento rico en grasas monoinsaturadas, en su mayoría ácido oléico, el cual reduce la inflamación causada por el estrés crónico. Es rico en potasio y en vitamina B6, que disminuye los niveles de homocisteína aminoácido importante en el metabolismo celular.

Ingredientes

* 1 pera
* ½ aguacate
* 1 rebanada de piña
* 6 hojas grandes de kale o acelga
* ½ taza de brócoli picado
* 1 taza de leche de almendra

Preparación

Muele en la licuadora todos los ingredientes previamente lavados y desinfectados. Puedes agregar un poco de agua para mezclar bien.

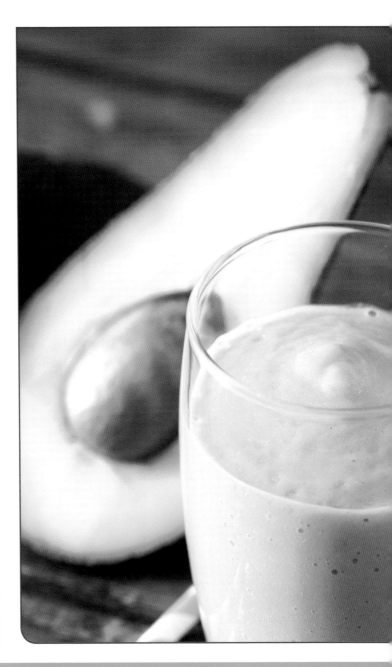

Yogurt

Gracias a su aporte de probióticos, modula las conexiones entre cerebro e intestino, sensibilizando ciertos aminoácidos encargados de la neurotransmisión, ésto disminuye la producción de corticosterona, hormona precursora de la adrenalina que se libera ante situaciones de estrés.

Ingredientes

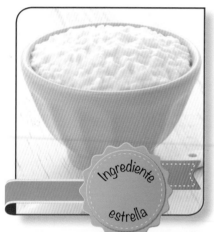

Ingrediente estrella

- 2 duraznos
- ½ taza de yogurt descremado natural congelado
- 2 cucharadas de linaza molida
- 1 taza de leche de almendra
- 3 cucharadas de queso cottage reducido en grasa
- ½ cucharadita de cardamomo
- 3 hojitas de hierbabuena

Preparación

Lava y desinfecta los duraznos y las hojas de hierbabuena. Pica los duraznos y quítales el hueso. Pon todos los ingredientes en la licuadora y muele hasta mezclar bien. Puedes añadir unos cubitos de hielo para darle una textura diferente.

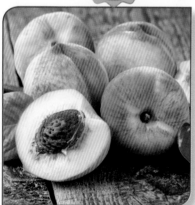

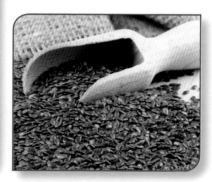

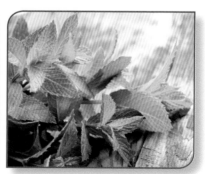

Chocolate oscuro o amargo

Rico en compuestos bioactivos que reducen los niveles de cortisol, hormona liberada en condiciones de estrés. Tiene epicatequina, potente antioxidante que interviene en la producción de energía y reduce el riesgo de enfermedades cardiovasculares e inflamatorias causadas por el estrés.

Ingredientes

- ½ taza de zarzamoras
- ½ taza de fresas
- 1 cucharada de arándanos deshidratados
- 5 hojas de espinaca o acelga
- 1 cucharadita de chía
- 40 g de chocolate 90% cacao
- 1 taza de té de jengribe

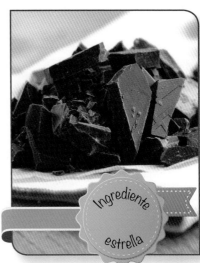

Ingrediente estrella

Preparación

Lava y desinfecta todos los ingredientes, utiliza la licuadora o procesador de alimentos hasta mezclar bien. Puedes añadir un poco más de té para que se incorporen bien todos los ingredientes.

El té de jengibre se prepara poniendo a hervir 300 ml de agua con 3 rodajas de jengibre fresco. Se deja hervir a borbotones durante 3 minutos. Apagar, esperar a que enfríe y retirar el jengibre para usar el té.

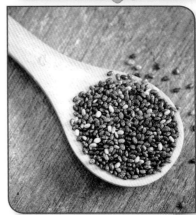

Sistema inmune

El sistema inmunológico es la defensa natural que tiene nuestro cuerpo contra las infecciones, causadas ya sea por bacterias, parásitos, virus u hongos, que cuando nos atacan se activa una reacción para que nuestro cuerpo contraataque y destruya a esos organismos que lo invaden.

Estos cuerpos extraños se llaman antígenos. Es entonces que las principales funciones del sistema inmune o inmunológico son: reconocer sustancias extrañas al cuerpo y reaccionar ante ellas (defensa y combate).

Estas sustancias pueden estar en el aire, la comida, el agua, insectos y animales, contacto con otras personas y su piel o fluidos (sangre, saliva).

Un sistema inmunológico normal tiene la habilidad de matar al microorganismo invasor, limitar el área afectada y brindar recuperación. Uno anormal no puede matar a los microorganismos y por ello se puede distribuir la infección y si no es tratado, puede causar la muerte.

Debido a que todas las partes del cuerpo están expuestas a ser atacadas por microorganismos, el sistema inmune debe poder trabajar también en todas, sin embargo se concentra en algunos órganos y desde ahí opera.

La inflamación es la respuesta del sistema inmunológico a los antígenos. Como respuesta a la infección o la lesión, diversas clases de glóbulos blancos se transportan por el torrente sanguíneo hasta el lugar de la infección. Cuando la amenaza desaparece, la inflamación cede.

Una buena alimentación es la clave para mantener el sistema inmune fuerte y sano. Es un buen estado de nutrición el que provee los nutrientes necesarios para mantener piel, membranas, producción de célula y sistema linfático trabajando de manera apropiada. Cualquier deficiencia puede ocasionar un desbalance y la persona queda más susceptible a enfermar.

Algunos signos y síntomas nos pueden hacer sospechar de un sistema debilitado: fuegos o aftas en los labios, cansancio extremo, heridas que tardan en cicatrizar, dolores musculares anormales, fragilidad de cabello, sensación constante de enfermedad.

El sobrepeso y las dietas altas en grasas tienen una

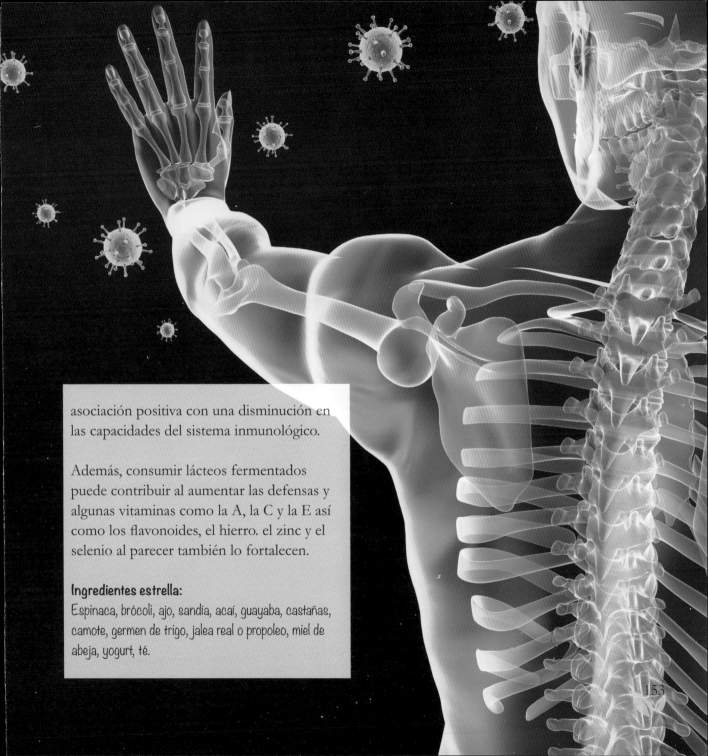

asociación positiva con una disminución en las capacidades del sistema inmunológico.

Además, consumir lácteos fermentados puede contribuir al aumentar las defensas y algunas vitaminas como la A, la C y la E así como los flavonoides, el hierro. el zinc y el selenio al parecer también lo fortalecen.

Ingredientes estrella:

Espinaca, brócoli, ajo, sandía, acaí, guayaba, castañas, camote, germen de trigo, jalea real o propoleo, miel de abeja, yogurt, té.

153

Espinaca

Rica en ácido fólico que ayuda al cuerpo en la producción de células nuevas y a reparar el ADN. Cuenta, además, con fibra, antioxidantes (flavonoides) y hierro.

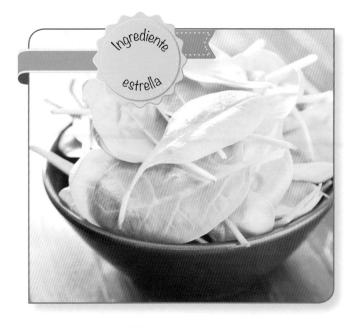

Ingredientes

- 1 taza de kale o col rizada
- 1 taza de espinaca
- 8 tallos de perejil
- 1 pepino
- Jugo de un limón
- 25 uvas verdes

Preparación

Lava y desinfecta los ingredientes, colócalos todos en la licuadora y mezcla.

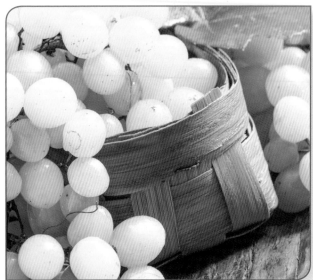

Para conservar los beneficios del hierro en la espinaca, agregue jugo de limón o vinagre.

Brócoli

Es buena fuente de ácido fólico, vitaminas A y C y otros minerales pero sobre todo de azufre, que tiene propiedades antimicrobianas e insecticidas, así como de quercetina que actúa como antiinfamatorio. Su aporte de sustancias como el indol, sulfarano y fenetilisotiocianato parace que ejercen acción protectora contra el benzopireno, sustancia cancerígena presente en el humo de cigarro y de los automóviles. Además, es sumamente rico en antioxidantes (betacaroteno, vitamina C, selenio, superóxido dismutasa y zinc).

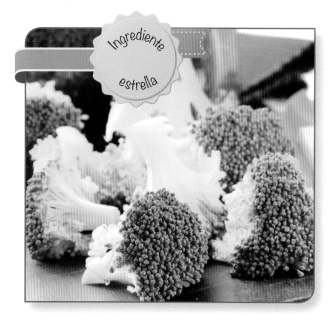

Ingredientes

- 2 zanahorias
- 1 brócoli
- 2 jitomates
- 1 pepino
- Jugo de 2 naranjas

Preparación

Lave y desinfecte los ingredientes. Páselos por el extractor. Combine con el jugo de naranja.

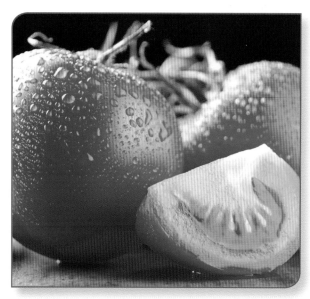

Ajo

Ofrece varios antioxidantes que combaten a los invasores del sistema inmunológico, el *H. pylori* por ejemplo, bacteria asociada con algunas úlceras y cáncer de estómago. Es potente antibacteriano, antiviral y antihongo. Es el antibiótico natural por excelencia debido a su contenido de elementos azufrados, como la alicina.

Ingredientes

- 1 diente de ajo
- 5 ramitas de perejil
- 2 cm de jengibre
- 1 manzana verde
- 3 zanahorias

Preparación

Pica el ajo y pásalo por el extractor junto con los demás ingredientes.

Pela el ajo, picado y déjalo descansar por 15 a 20 minutos antes de cocinar para activar las enzimas que aumentan la inmunidad.

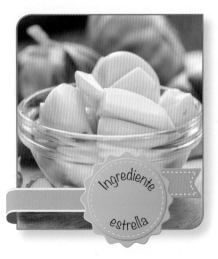

Ingrediente estrella

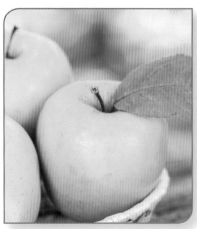

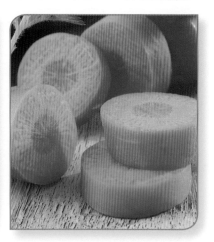

Sandía

Contiene L-citrulina, sustancia que produce relajamiento de los vasos capilares y que ayuda a que el metabolismo produzca arginina, un aminoácido que mejora la circulación y el sistema inmune. También contiene licopeno, compuesto bioactivo que posee efectos protectores contra algunos tipos de cáncer.

Ingredientes

- ½ taza de fresas
- ¼ taza leche de soya
- ¼ taza yogurt para beber
- 1 rebanada de sandía mediana
- 1 mango

Preparación

Lava y desinfecta las fresas, quítales el rabito. Quita las semillas a la sandía. Pela el pango y quítale el hueso. Combina todos los ingredientes en la licuadora. Si necesita, agrega hielo o agua.

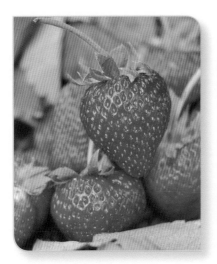
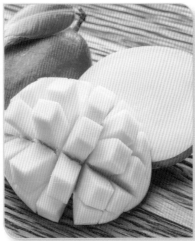
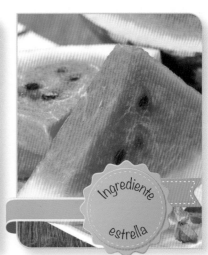

Ingrediente estrella

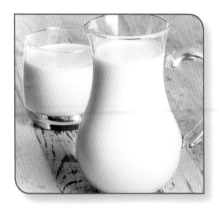

Acaí

Fuente fundamental de antioxidantes, 300% más que la uva, por su alto contenido en antocianinas. Contiene polifenoles que se ha visto reducen la proliferación de las células cancerígenas.

Ingredientes

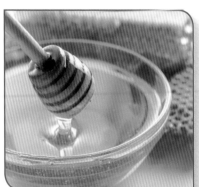

- 1 plátano
- 1 cucharada de polvo de acaí
- 1 vaso de leche
- Miel de abeja

Preparación

En la licuadora combina todos los ingredientes. Puedes probar con yogurt en lugar de leche.

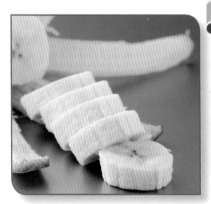

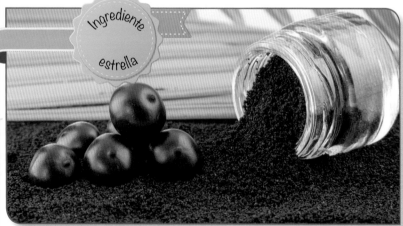

Ingrediente estrella

Guayaba

Fruta rica en fibra (tipopectina que ayuda al sistema digestivo) pero sobre todo en vitamina C, potente antioxidante. De hecho, es de las frutas que más tiene. Contiene también provitamina A, en forma de antocianinas que tienen propiedades antioxidantes y protectoras de la piel que además estimulan el sistema inmune.

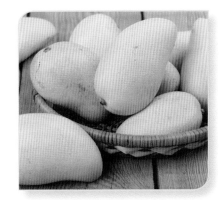

Ingredientes

- 1 mango
- 4 guayabas
- 1 taza de fresas
- Jugo de 4 naranjas

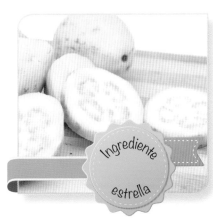

Ingrediente estrella

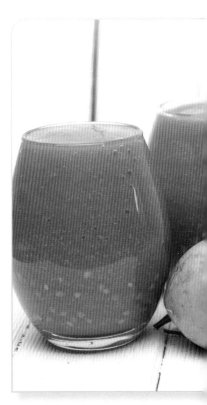

Preparación

Lava y desinfecta los ingredientes. Quita el rabito a las fresas y a la guayaba. Muele todo en la licuadora. Si quieres, puedes colar el jugo para eliminar parte de las semillas de las guayabas.

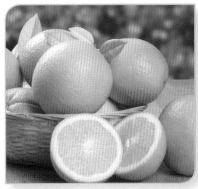

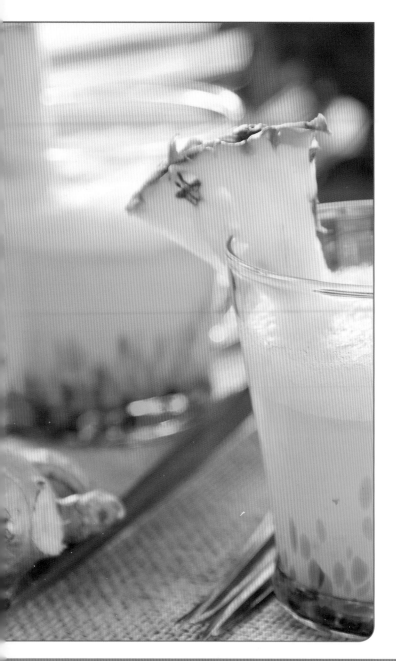

Piña

Otro ejemplo de fruta llena de vitamina C, el antioxidante más asociado a fortalecer el sistema inmune. Además, contiene la enzima bromelina a la que se le han encontrado propiedades antiinflamatorias.

Ingredientes

- ½ pepino
- 2 ramas de apio
- Jugo de 1 limón
- 2 cm de jengibre
- 1 taza de piña
- ½ manzana verde

Preparación

Limpia y desinfecta los ingredientes. Quita las semillas al pepino y la piel al jengibre. Pasa por el extractor el jengibre y el apio y combina en la licuadora con los demás ingredientes. Si así lo deseas, puedes agregar agua.

Nuez de la india

Por su aporte de vitamina E, que sirve para reducir los efectos de los radicales libres (oxidantes), de vitaminas del complejo B, fósforo, magnesio, cobre y hierro se vuelve un alimento necesario para quienes desean reactivar la regeneración celular y fortalecer su sistema inmune.

Ingredientes

- ½ taza de nuez de la india sin sal
- Jugo de 4 naranjas
- 1 cucharadita de extracto de vainilla
- ½ plátano
- 1 cucharadita de miel de agave

Preparación

Remoja las nueces en agua caliente por 15 minutos (o hasta que estén suaves) y bátelas en la licuadora. Agrega los demás ingredientes y vuelve a licuar con un poco de hielo

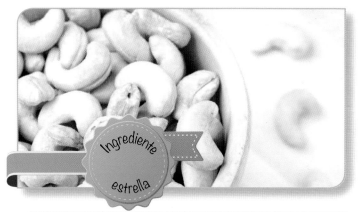

Ingrediente estrella

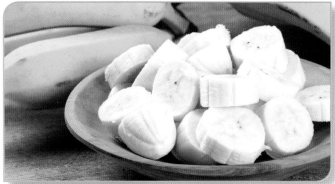

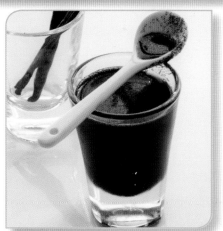

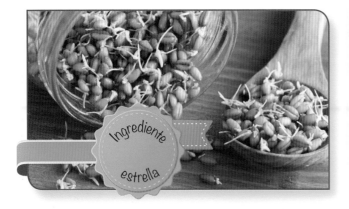

Ingrediente estrella

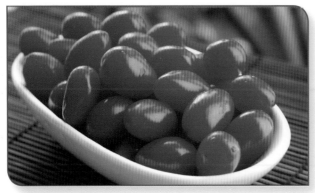

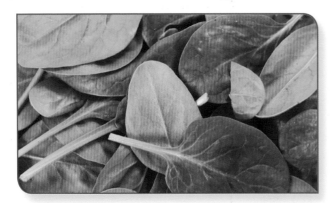

Germen de trigo

Estudios demuestran que la falta de vitamina B6, presente en este cereal, puede disminuir la respuesta del sistema inmune, por ello se recomienda. Además tiene zinc, antioxidantes y selenio, mineral asociado a la recuperación del tracto respiratorio en niños. Se han encontrado propiedades antiinflamatorias y antineurálgicas, que disminuyen el dolor de algunas enfermedades. Finalmente, contiene vitamina E, antioxidante capaz de contrarrestar los efectos negativos de los radicales libres.

Ingredientes

* 1 taza de leche de soya o almendra
* 1 taza de hojas de espinaca baby
* 6 jitomates cherry
* 1 taza de piña o fresa
* 1 cucharada sopera de germen de trigo
* 1 cucharada de semillas de linaza molidas

Preparación

Lava y desinfecta los ingredientes. Mezcla bien en la licuadora. Si hace falta puedes agregar 1 taza de jugo de naranja o agua.

Miel

Con propiedades antisépticas, dietéticas, edulcorantes, tonificantes, calmantes, laxantes y diuréticas, la miel contiene proteínas con efecto curativo y expectorante ayudando a descongestionar bronquios y pulmones y a suavizar la garganta. Al ser un alimento alcalino ayuda a la cicatrización de úlceras en el estómago y duodeno. Al ser rica en potasio es bactericida.

Ingredientes

- Jugo de 4 limones (o limas)
- 2 cucharadas de miel de abeja
- 1 taza de kale o col rizada
- 2 cm de jengibre

Preparación

Limpia y desinfecta los ingredientes. Quita la piel al jengibre y pásalo por el extractor. Licua con los demás ingredientes y deja la miel al final.

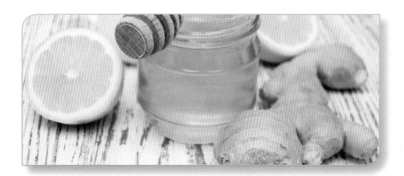

Dále un *shot* de salud a tu jugo agregando unas gotas de jalea real o ½ cucharadita de polen. La jalea real tiene vitaminas B, C, D y E, minerales como manganeso, calcio, cloro, potasio, azufre, fósforo, aluminio, magnesio, silicio, hierro, cobre, zinc, cobalto, entre otros. Contiene lipoproteínas, enzimas y hormonas y se le han encontrado propiedades bactericidas, bacteriostáticas y que favorecen el sistema inmune. El polen también tiene súper cualidades ya que contiene 22 aminoácidos, vitamina B y C, zinc, potasio, cobre, entre otros minerales y es el suplemento más completo para quienes desean consumir vitaminas y minerales sin productos químicos. Ayuda a fortalecer el sistema inmune y eliminar toxinas. Puedes buscar productos hechos de abejas meliponas y tendrás, aún, mejores resultados.

Yogurt

Es el probiótico natural por excelencia. Los probióticos o alimentos probióticos son aquellos que vienen adicionados con microorganismos vivos que permanecen activos en el intestino y ayudan a mejorar procesos fisiológicos, entre ellos la digestión y algunos mecanismos del sistema inmune. Estudios han visto que el consumo de yogurt aumenta la población de bacterias "buenas" en el intestino y reduce la de perjudiciales causantes de enfermedades. El yogurt además contiene calcio y puede venir adicionado con vitamina D para favorecer su absorción y fijación.

Ingredientes

- 1 taza de yogurt
- 1 cucharada de té de matcha en polvo
- 1 cucharada de miel de abeja
- 1 cucharada de aceite de coco

Elige las versiones con menos grasa y azúcar posible y si quieres, puedes probar el kefir o el jocoque. También puedes comprar yogurt griego (checa que sea 0% grasa y azúcar) ya que tiene más proteína que el normal.

Preparación

Mezcla todos los ingredientes en la licuadora con mucho hielo para que quede frappé.

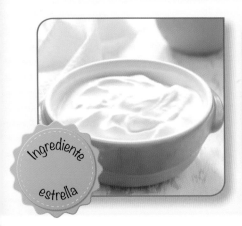

Ingrediente estrella

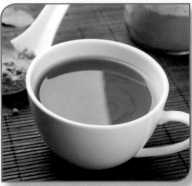

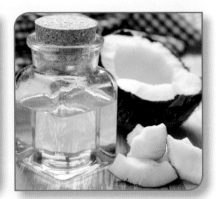

Té verde o negro

Puede ser verde, negro, mate, de ginseng, equinácea, jengibre o curcuma pero bebe té, que además de aportar antioxidantes (polifenoles y flavonoides) hidrata tu cuerpo. Un cuerpo hidratado podrá defenderse y deshacerse más fácil de microorganismos invasores.

Ingredientes

- 1 taza de piña
- 2 manzanas verdes
- 3 cm de jengibre

- 2 bolsitas de té verde o negro
- 240 ml de agua de coco

Preparación

Lava las manzanas y quítales las semillas. Pela el jengibre y pícalo en trozos pequeños. Infusiona por 4 min en agua caliente las bolsitas de té. Mezcla todo con hielo en la licuadora y agrega el agua de coco y la piña.

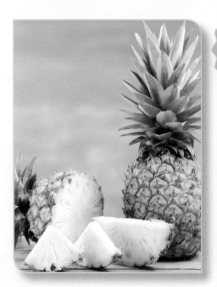
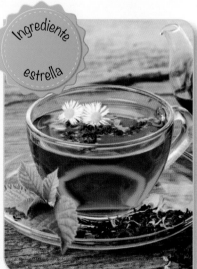

Ingrediente estrella

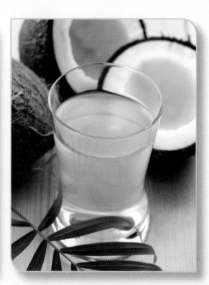

Sistema digestivo

La digestión comienza, lejos de lo que pensamos, no en la boca sino en el cerebro. Al oler los alimentos se activan neurotransmisores para que comencemos a producir saliva y de ahí, todo lo demás.

Mecánicamente, la comida ingresa por la boca, pasa a través de un tubo largo (compuesto por esófago, estómago e intestinos que son apoyados por la vesícula, el hígado y el páncreas) y sale como materia fecal a través del ano. Durante todo este camino y en diferentes zonas anatómicas, los alimentos son descompuestos en trozos más pequeños hasta ser microscópicos y absorbibles, es decir, los carbohidratos, proteínas, grasas, vitaminas y minerales pasan a la sangre en forma de aminoácidos, azúcares, ácidos grasos y glicerol para nutrir todo el cuerpo. Las partes de desecho o lo que el organismo no puede utilizar se excreta. El agua de los alimentos y bebidas también se absorbe y pasa a la sangre.

En la boca los alimentos se trituran con la acción de los dientes y se empapan de saliva donde, por acción de la enzima amilasa, comienza la digestión de los carbohidratos. La deglución se logra gracias a los movimientos musculares de la lengua y desplaza los alimentos hacia la faringe y hacia el esófago donde ondas de contracción peristálticas empujan los alimentos hacia abajo, hacia el estómago. Una vez que los alimentos pasan, el esfínter (un anillo muscular) éste se cierra evitando que los alimentos regresen al esófago. El músculo del estómago revuelve y mezcla los alimentos con ácidos y enzimas y los va descomponiendo en trozos más pequeños. Ahí comienza la absorción de algunos azúcares, sal, alcohol y agua. Lo que necesite mayor digestión pasará al intestino delgado que a su vez está compuesto por tres secciones: duodeno, yeyuno e íleon. Estos tres están cubiertos por vellosidades a través de las cuales el organismo puede absorber los nutrientes.

El hígado, la vesícula y el páncreas no son parte del tubo digestivo pero son órganos esenciales para la digestión ya que liberan enzimas y bilis que ayudan a descomponer los alimentos.

Del intestino delgado, los alimentos que no fueron

procesados pasan al intestino grueso donde, finalmente, ya se elimina el agua de la materia no digerida y se forman los desechos sólidos para ser excretados. También tiene tres partes: el ciego, el apéndice y el colon. Finalmente está el recto, que es donde se almacenan las heces hasta que salen del aparato digestivo a través del ano.

Algunas veces algo en todo este proceso falla y entonces se generan los trastornos del aparato digestivo. Algunos como indigestión o diarrea son comunes y leves, hay otros muy complejos que merecen atención médica constante.

Para efectos de este capítulo hablaremos de gastritis y de la enfermedad intestinal inflamatoria o colitis.

La gastritis puede estar ocasionada por una bacteria llamada *Helicobacter pylori* o el uso crónico de algunos medicamentos que debilitan el revestimiento mucoso que protege el estómago y esto hace que el ácido lo irrite e inflame generando dolor y a veces sangrado.

El estrés, los ayunos prolongados, la ansiedad también pueden generarla por eso también sirven jugos que ayudan a relajar (antiestrés, *ver jugos zona zen*).

Puede no presentar síntomas o venir acompañada de dolor, náusea, vómito, reflujo y acidez. Es necesario consumir alimentos que ayuden a regenerar la capa interna del estómago, que la desinflamen y disminuyan el pH, es decir, alcalinicen.

La colitis o síndrome de intestino irritable es una inflamación de la mucosa del intestino grueso causada por infecciones, falta de flujo y a veces, sin una aparente causa orgánica.

Generalmente se manifiesta por diarrea, heces con sangre, inflamación y/o dolor abdominal. A veces también va acompañada de episodios de estreñimiento.

El estreñimiento se define como el retraso en el vaciamiento del intestino, pocas heces y/o duras. Se asocia a un tránsito intestinal lento y se caracteriza por la presencia de gases (flatulencia) y en algunos casos dolor. Deposiciones menores a 3 veces por semana o con mucho esfuerzo pueden ser señal de estreñimiento.

Ingredientes estrella:
Perejil, agua de coco, manzana, papa, clorofila.

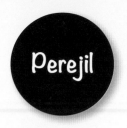

Perejil

Fuente de vitaminas A, B, C, E y K y algunos minerales, se le han encontrado propiedades curativas a nivel digestivo, entre ellas, para aliviar el ardor propio de la gastritis. Ayuda a mejorar el apetito y disminuye la inflamación y los gases.

Ingredientes

- 1 manojo de perejil
- 2 zanahorias
- 1 cm de jengibre

Preparación

Limpia el perejil, quita la piel al jengibre y pasa todo por el estractor. Agrega despues agua fría y mezcla.

Las propiedades desinflamantes del jengibre y su poder para disminuir las náusea (antiemético) ayudarán a controlar el malestar general.

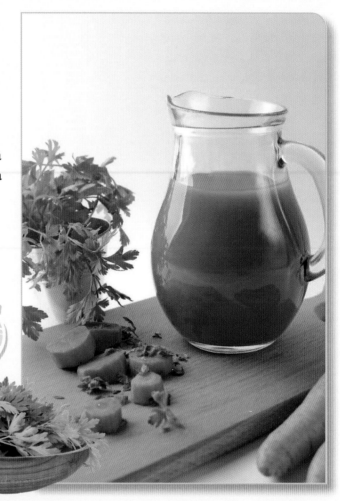

A pesar de tener un pH ácido, su alto contenido en potasio lo vuelve una bebida alcalinizante que ayuda a regular la acidez estomacal. Además, tiene pocas calorías, fibra y vitamina C.

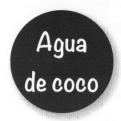

Agua de coco

Ingredientes

- 1 mango
- 1 manojo de espinaca
- 240 ml de agua de coco
- 1 cucharada de semillas de chía
- 3 gotitas de jalea real

Preparación

Limpia y desinfecta los ingredientes. Quita la piel y el hueso al mango. Coloca todo en la licuadora y mezcla.

Es mejor si una noche antes dejas remojando la chía. También puedes usar semillas de linaza molidas o ajonjolí.

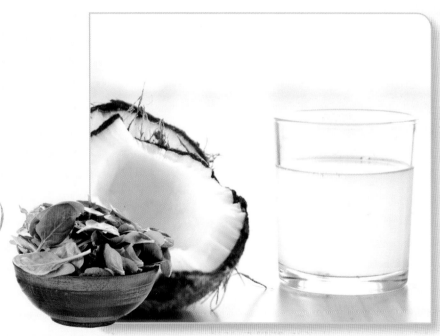

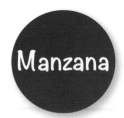

Manzana

Su alto contenido en fibra y las pectinas ayudan a disminuir la acidez estomacal y aliviar la sensación de ardor, así como la sensación de vacío. Su contenido de fósforo relaja el estómago, provocando una mejor asimilación de nutrientes.

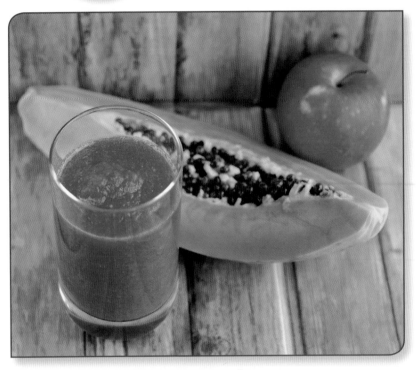

Ingredientes

- 1 aguacate
- 4 manzanas rojas
- 1 rebanada de papaya

Preparación

Pela los aguacates y retira el hueso. A las manzanas déjales la piel pero quítales las semillas. Mezcla todo en la licuadora. Si queda espeso puedes agregar hielo o agua.

Puedes también probar hacer este jugo con pera. En cualquiera de los dos casos, elije frutas maduras. La papaya también ayuda a neutralizar los ácidos del estómago, cicatrizar úlceras y alcalinizar.

Una vez más el potasio es el *buffer* alcalinizante. En esta ocasión, el alto contenido de este mineral en la papa cruda la convierte en el remedio perfecto contra la gastritis.

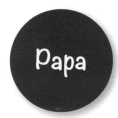

papa

Ingredientes

- 1 papa grande
- 4 palitos de apio
- 2 zanahorias

Preparación

Lava muy bien las papas (de preferencia compra versiones orgánicas) pero no retires la cáscara. Pártela en trozos. Ponlos en la licuadora. Lava y desinfecta los apios y las zanahorias y pasalos por el extractor. Integra el jugo obtenido al de las papas y mezcla bien. Si queda muy espeso puedes agregar agua o hielo.

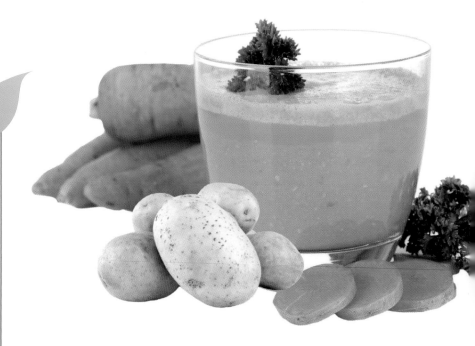

La fécula de las papas se asienta muy rápido así que antes de tomarla, mezclala bien. Idealmente este jugo debe tomarse en ayuno (30-60 min antes de desayunar). Utiliza papas maduras, libres de manchas negras, brotes nuevos y áreas verdes.

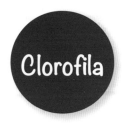

Clorofila

Eficiente remedio para mejorar la digestión ya que es abundante en enzimas como lipasa, amilasa y proteasa encargadas de "romper" o iniciar la digestión de grasas, almidones y proteínas respectivamente. Además, entre otras cosas, es alcalinizante, antibacteriana, antioxidante. Estimula la formación de glóbulos rojos, favorece la absorción de nutrientes, fija el calcio en huesos y dientes y oxigena las células.

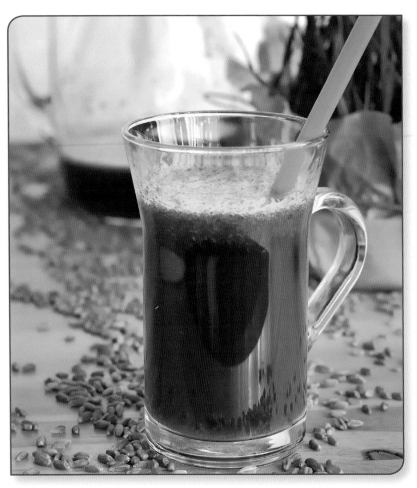

Ingredientes

- 8 zanahorias
- 2 hojas de lechuga
- 2 tallos de apio
- 1 cucharadita de extracto de clorofila líquida

Preparación

Lava y desinfecta los ingredientes y pásalos por el extractor. Al final, agrega la clorofila y mezcla bien.

(Aloe vera o *Aloe barbadensis miller*): ayuda a sanar la mucosa del colon y promueve la desinflamación. Contiene vitamina A, vitaminas del grupo B (B1, B2, B6, B9, B12), vitaminas C y E. También contiene minerales como el hierro, magnesio, zinc, calcio, sodio, manganeso o potasio.

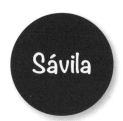

Sávila

Ingredientes

- 5 cm de sábila
- 10 hojas de lechuga romana
- 2 tazas de germinado de alfalfa
- 2 manzanas verdes
- 2 cm de jengibre
- 2 cucharaditas de miel de abeja
- 1 ampolleta de probióticos

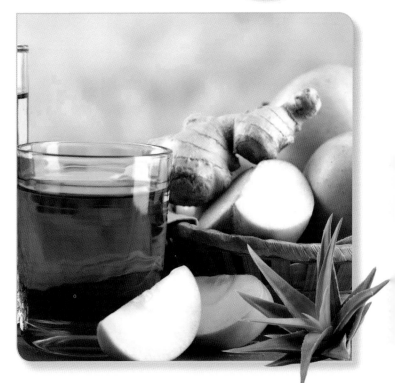

Preparación

Lava y desinfecta la lechuga, las manzanas y el jengibre. Pela las manzanas y el jengibre. Pasa por el extractor todos los ingredientes excepto la miel de abeja y la ampolleta de probióticos, las cuales deberás agregar al final mezclándolas con un cuchara.

De la sábila sólo debes utilizar el centro, es decir, la baba. Corta el pedazo de sábila por la mitad horizontalmente y con una cuchara raspa la baba, la cual utilizarás para el jugo.

173

Raíz de regaliz

Contiene glicirricina, sustancia con propiedades antiespasmódicas y antiinflamatorias de la mucosa gástrica, por lo que te ayudará a mejorar los síntomas de la colitis.

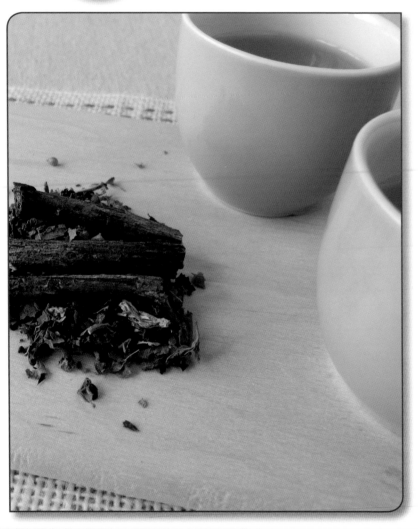

Ingredientes

- 1 cucharada de raíz seca de regaliz
- 1 taza de agua
- ¼ de bulbo de hinojo
- 1 pera
- 3 hojas de romero
- 1 cucharadita de miel de abeja

Preparación

Pon a hervir a borbotones la taza de agua con la cucharada de raíz durante 5 minutos, espera a que enfríe, cuela y reserva. Pasa el hinojo, la pera y el romero por el extractor y mezcla con el té de regaliz y la miel de abeja.

Tiene glutamina, aminoácido esencial que ayuda a reparar la mucosa intestinal, junto con la betacianina del betabel y la bromelina de la piña, el efecto desinflamatorio del colón es mayor y el aporte de enzimas digestivas promueven la buena digestión.

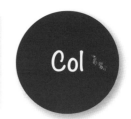

Col

Ingredientes

- ½ col morada o blanca
- 10 hojas de espinaca
- 2 zanahorias
- 1 betabel
- 1 rebanada de piña
- Jugo de ½ naranja
- Jugo de ½ limón

Preparación

Lava y desinfecta las hojas de col y de espinaca. Lava y pela las zanahorias, el betabel y la piña. Pasa por el extractor todos los ingredientes y por último añade el jugo de la media naranja y del medio limón.

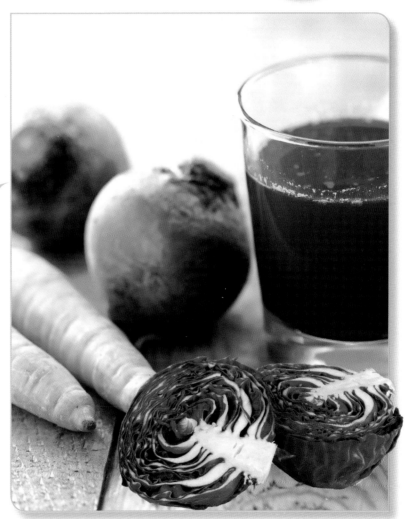

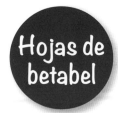

Hojas de betabel

Contienen ácido alfa linoléico, ácido caféico, que son antiinflamatorios, tienen ácido clorogénico, que previene el cáncer de colon. También tiene quercetina que es un potente antioxidante. Por último aporta calcio, vitamina A y magnesio que ayudan a relajar la paredes del intestino, desinflamando el colon.

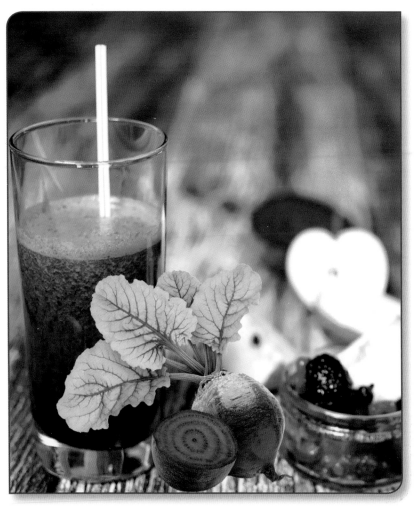

Ingredientes

- 2 tazas de hojas de betabel
- ½ taza de avena cocida en agua
- 1 taza de frambuesas
- 1 manzana

Preparación

Lava y desinfecta las hojas de betabel. Muele todos los ingredientes en la licuadora agregando agua hasta mezclar bien todos los ingredientes.

Tiene anetol, que le confiere su sabor anisado. Tiene propiedades carminativas, eliminando flatulencias y desinflamando el intestino. También es bactericida, eliminando las bacterias causantes de algunas diarreas. Tiene propiedades antiespasmódicas, lo que calma los cólicos intestinales. En combinación con el pepino y el apio, su acción diurética se potencializa, disminuyendo la inflamación abdominal causada por la retención de líquidos

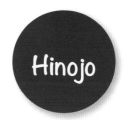

Hinojo

Ingredientes

- ½ bulbo de hinojo
- ½ pepino sin semillas
- 2 tallos de apio
- 3-5 cm de raíz de jengibre fresco
- 3 hojas de menta
- 1 manzana
- 10 blueberries
- Jugo de 1 limón

Preparación
Lava y desinfecta los ingredientes y pásalos por el extractor.

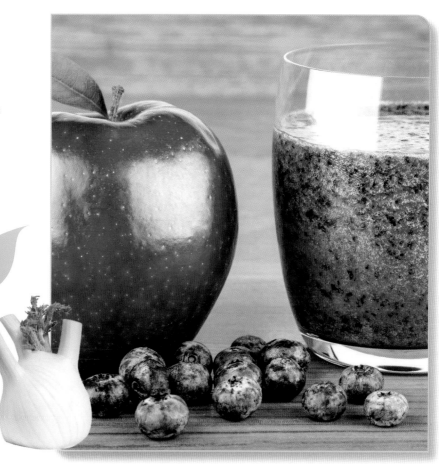

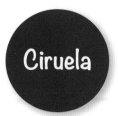

Ciruela

Rica en fibra, sorbitol y derivados de la hifroxifenilxantina, sustancia que junto con la fibra estimula la actividad de los músculos del colon, que favorece la evacuación y elimina el estreñimiento.

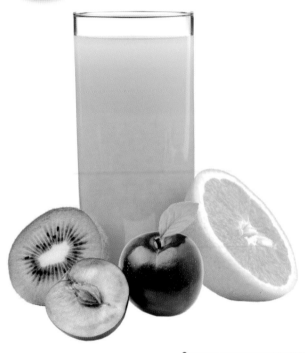

Ingredientes

- Jugo de 4 naranjas
- 6 ciruelas pasas
- 1 kiwi

Preparación

Remoja por 2 horas las ciruelas (sin hueso) en el jugo de naranja y después licua todo junto con el kiwi. Si hace falta agrega un poco de agua. Bébelo sin colar.

Puedes cambiar la naranja por piña o toronja para darle variedad. En cualquiera de estos jugos puedes agregar una ampolleta de probióticos. Si deseas puedes probar la combinación también con tamarindo o con higos.

Rica en papaína o papayotina, enzima proteolítica que ayuda a digerir las proteínas y mejorar la digestión. Fruta también rica en agua (87%), vitaminas, antioxidantes y minerales.

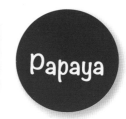

Papaya

Ingredientes

- ◆ 1 rebanada grande de papaya
- ◆ ¼ taza de piña
- ◆ 240 ml de agua de coco
- ◆ ½ vaso de yogurt con probióticos

Preparación
Mezcla todos los ingredientes en la licuadora. Puedes agregar hielo.

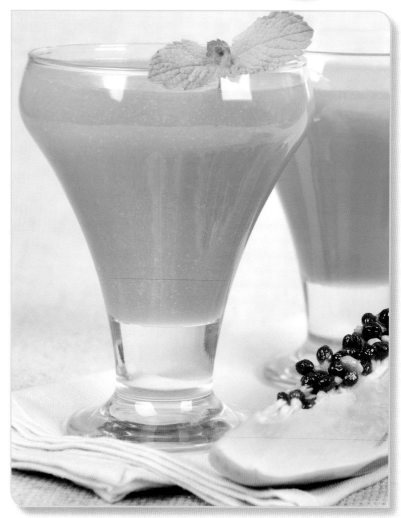

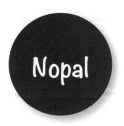

Nopal

Excelente fuente de fibra que ayuda en casos de estreñimiento mejorando la función de tracto digestivo Contiene 30% de fibra soluble y 70% de insoluble. La soluble previene y alivia el estreñimiento y las hemorroides, la soluble retarda la absorción del azúcar contenida en los alimentos. Contiene vitaminas A, B, C y minerales como potasio, hierro, calcio, magnesio y sodio.

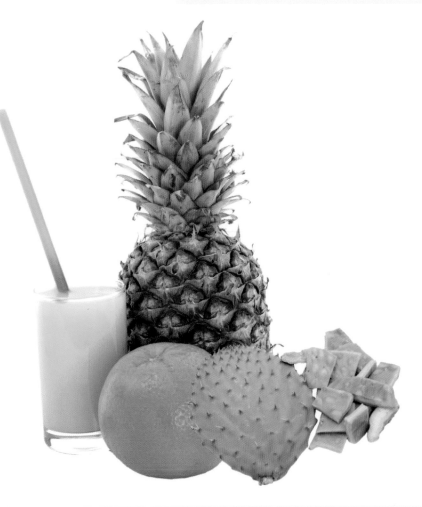

Ingredientes

* Jugo de 3 naranjas
* 1 hoja de nopal
* 2 cm de sábila
* ½ limón sin cáscara
* 1 trozo de piña
* 1 manojo de espinaca o kale (col rizada)

Preparación

Lava y quita las espinas de los nopales y la sábila. Pasa la sábila por el extractor y mezcla en la licuadora su jugo con los otros ingredientes. Bébelo sin colar.

La cubierta exterior de los granos son fibra insoluble pura. La fibra insoluble se llama así porque en contacto con el agua no forma geles viscosos y en el organismo aumenta la velocidad del tránsito intestinal.

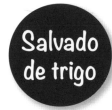
Salvado de trigo

Ingredientes

- 1 betabel mediano
- 1 manojo de berros
- Jugo de 2 naranjas
- 1 cucharada de salvado

Preparación

Lavar y pelar el betabel y pasarlo por el extractor y el jugo obtenido mezclarlo con el de naranja y licuar con los berros y el salvado.

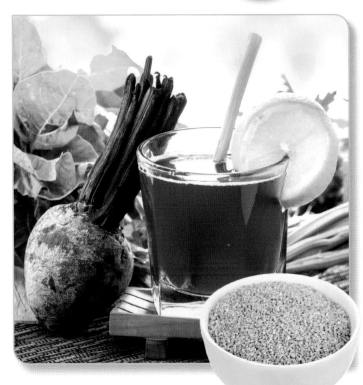

Puedes hervir un vaso de agua y agregar una cucharada de salvado, déjalo reposar y lo puedes beber durante el día. Le puedes agregar un poco de miel.

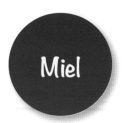

Miel

Su contenido de levulosa y dextrosa ayudan a mejorar la digestión y dan energía. Es considerado alimento prebiótico ya que contiene oligosacáridos propios que aumentan la población de la flora bacteriana de manera natural, mejorando la salud digestiva, el estreñimiento y el sistema inmune.

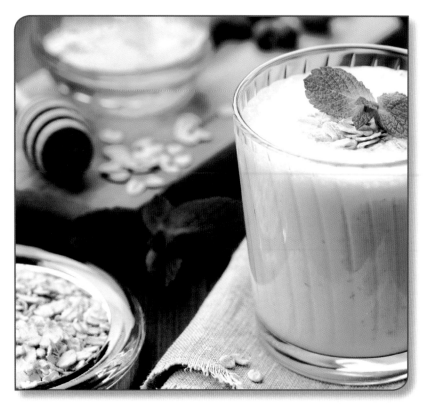

Ingredientes

- 4 cucharadas soperas de hojuelas de avena
- 6 higos o dátiles
- 1 vaso de yogurt con probióticos
- 1 cucharada de miel de abeja

Preparación

Remoja en agua tibia y por un par de horas las hojuelas de avena junto con los dátiles (o higos) y después licúa con el yogurt y la miel.

Puedes probar esta combinación con cualquier fruta que sea alta en fibra.

Funciona como laxante suave y promueve el vaciamiento de los intestinos. Actúa como protector frente a los ácidos del estómago, mejora el pH del organismo ayudando a la mejor absorción del calcio y magnesio y mejora la digestión de ciertos nutrientes al estimular la secreción de bilis por la vesícula.

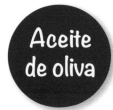

Aceite de oliva

Ingredientes

- 4 naranjas
- 1 limón
- 1 pepino
- 2 cm de jengibre
- 1 cucharadita de aceite de oliva extra virgen

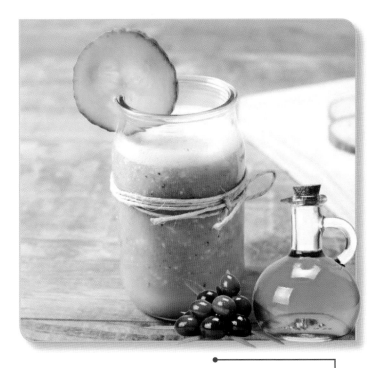

Preparación

Pela y retira las semillas del pepino. Pela las naranjas y el limón y sepáralos en gajos. Retira la piel del jengibre y pásalo por el extractor. Combina en la licuadora el extracto del jengibre con los gajos de los cìtricos y el pepino y agrega muy despacio el aceite de oliva mientras licúas, para que se integre.

Compra aceite de oliva extra virgen y si puedes, prensado en frío, es el que conserva mejor sus propiedades. Para efectos laxantes puedes probar otros aceites como el de semilla de uva, girasol alto oléico, almendra o ajonjolí.

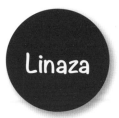

Linaza

Contiene mucílago y pectinas que absorben agua y dan volumen a las heces y es lubricante ayudando a su expulsión. Su efecto es lento pero vale la pena esperar (hasta tres días) ya que no irrita ni lastima la mucosa digestiva. Además, contiene lignina y azufre que tienen probadas propiedades laxantes.

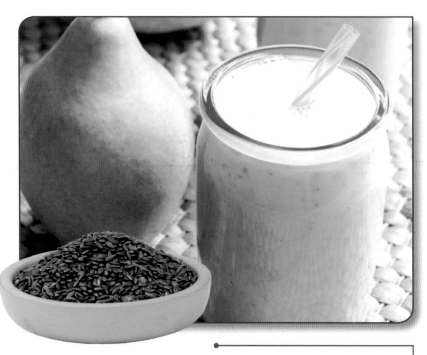

Ingredientes

- 2 peras
- 1 toronja
- 10 uvas rojas
- 2 cucharadas de semillas de linaza

Preparación

Lava muy bien la pera y retira las semillas, deja la piel. Retira la cáscara y las semillas de la toronja y sepárala en gajos. Coloca todo en la licuadora y muele.

Puedes remojar durante la noche las semillas sin moler. También se pueden preparar con agua caliente, debes hervirlas por lo menos 10 minutos para evitar que actúe la enzima linamarasa. En ambos casos las agregas al jugo con todo y la capa gelatinosa que se formó.

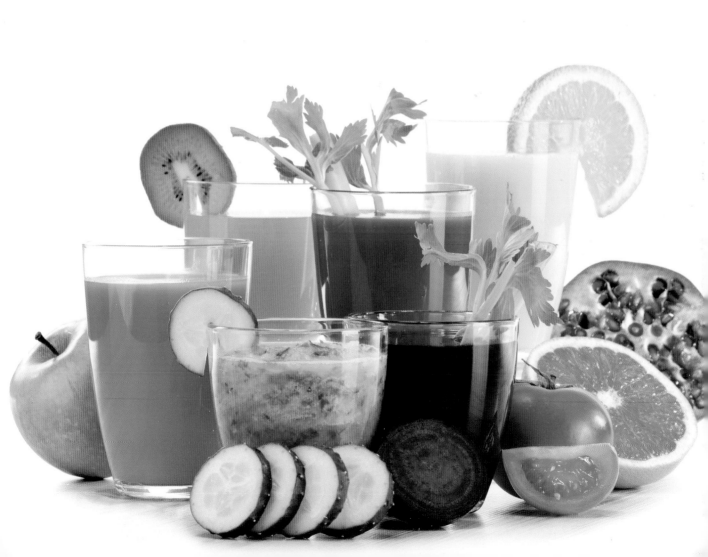

Contenido

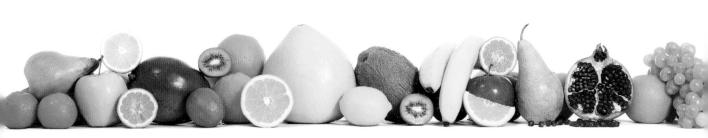

CAPÍTULO 4

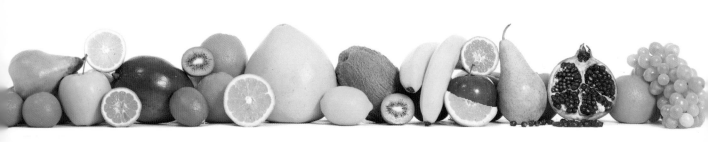

Jugos que curan
Mariana Camarena, Sol Sigal
fue impreso y terminado en abril de 2016
en Encuadernaciones Maguntis, Iztapalapa,
México, D. F. Teléfono: 5640 9062.
Interiores: Esperanza Piedra Tenorio